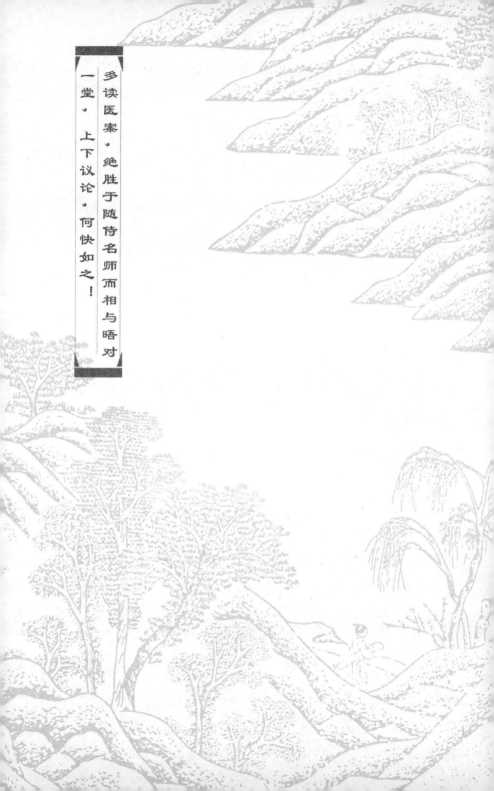

多读医案，绝胜于随侍名师而相与晤对一堂，上下议论，何快如之！

【快意读医案系列】

吴门治验录

〔清〕顾金寿 著

鲍 燕 校注

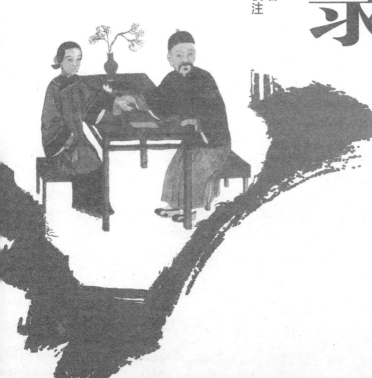

学苑出版社

图书在版编目（CIP）数据

吴门治验录／〔清〕顾金寿著；鲍燕校注. —北京：学苑出版社，2012.6

ISBN 978 - 7 - 5077 - 4023 - 3

Ⅰ.①吴… Ⅱ.①顾…②鲍… Ⅲ.①医案-汇编-中国-古代 Ⅳ.①R249.1

中国版本图书馆 CIP 数据核字（2012）第 107548 号

责任编辑：陈　辉　付国英
出版发行：学苑出版社
社　　址：北京市丰台区南方庄 2 号院 1 号楼
邮政编码：100079
网　　址：www. book001. com
电子信箱：xueyuan@ public. bta. net. cn
销售电话：010 - 67675512、67678944、67601101（邮购）
经　　销：新华书店
印　刷　厂：北京市广内印刷厂
开本尺寸：890 × 1240　1/32
印　　张：6.75
字　　数：112 千字
印　　数：0001 — 5000 册
版　　次：2012 年 6 月第 1 版
印　　次：2012 年 6 月第 1 次印刷
定　　价：22.00 元

前　言

　　《吴门治验录》是一部堪与《名医类案》、《古今医案按》相媲美的、以灵巧见长的问答式医案著作，又名《顾晓澜先生医案》。该书系清代医家顾金寿（晓澜）所著，成书于清道光三年（1823）。吴门即今天的苏州，晓澜先生居吴门十余年，治病救人，活人无算，其弟子门人录其验方、医案编撰成书，故名《吴门治验录》。书凡四卷，共载晓澜先生临证验案102则，书写体例为一问一答的师承实录形式。该书是一部颇具临床价值的医案著作，医案的理、法、方、药，俱有灵机和巧思，是中医临床、教学、科研，特别是中医临床工作者必读的中医古籍之一。正如徐荣斋老中医所言，该书"临床医师可以资为参考，青年学者可以作为范本，由此而深造有得，成就当不仅乎此也"。

　　《吴门治验录》自刊行以来，多次再版。据《中国中医古籍总目》（2007年版）载，本书现存版本有7种。然而虽然该书版本多，学术价值较高，但新中国成立以来该书并未刊行，近代以来学者对其研究较少。今次整理出版《吴门治验录》，以期更多的学者研读该书，对于提高临床诊疗水平，更好地传承中医学术具有重要的现实意义。

一、《吴门治验录》与作者

顾金寿，字晓澜，号雉皋（今江苏如皋旧称）逸叟。先生为清代医家，生卒年代无明确记载。据现有资料推测，先生约生于乾隆二十四年（1759），卒于道光六年（1826）之后。先生为江苏如皋人士，其晚年秉铎南下，侨居于吴门（今苏州）。先生早年业儒，专攻举业。后因屡困名场，遂绝意功名，秉铎南下，并心医学，精心熟玩《灵》、《素》、越人以下诸书，得其深意。除《吴门治验录》之外，还编有《良方汇集》一书。另外，先生还有不少重订、评点著作，包括重订《医经秘旨》、评点《肯堂医论》、重订《灵兰要览》、重订《痧疫指迷》、重订《幼科金鉴评》。

据《中国中医古籍总目》（2007 年版）载，《吴门治验录》现存版本有：①清道光三年癸未（1823）苏州黄鹤刻本；②清道光三年癸未（1823）序刻本；③清道光四年甲申（1824）刻本；④清道光五年乙酉（1825）清霞斋吴学圃刻本澄怀堂藏版；⑤清光绪十二年丙戌（1886）扬州文富堂藏版；⑥上海千顷堂书局石印本；⑦抄本。《吴门治验录》书凡四卷，102 案。以内科杂病案例为主，妇科次之，目、耳、鼻、咽喉又次之，时病仅春温（案 17、18）、湿温（案 51）三数例。在书写体例上，每案仿《易大艮医案》及《寓意草》，案后均用问答形式按语，以说明辨证用药的所以然。但与《易大艮医案》18案相比，本书按语数量远多于易案。与《寓意草》相比，则本书"明朗有加，精切过之"（徐荣斋语）。因此，就这一特点来说，本书在同类医案中更具代表性。

二、学术思想与临证经验

先生先儒而后医，经学功底深厚，治医重视经典及各家学说，临证强调天人相应的整体观和取象比类的思维方法。治病必探其源，此中医之特长。然必于医理先穷其源，而后能临证深探其源。该书引《内经》经文43次、朱丹溪医论5次、刘河间医论3次、李东垣医论3次、张仲景医论3次、薛立斋医论2次、李士材医论2次、缪希雍医论2次、徐之才医论1次、张子和医论1次、许叔微医论1次、张路玉医论1次、扁鹊医论1次、《易经》经文1次、《难经》经文1次、《本经》医论1次，共计引用医论73次，18家。由此亦可见其学术渊源所在。天人相应的理论早在《内经》中就明确提出，先生遥承《内经》思想，认为人与自然界是一个统一的整体，人的生命过程与宇宙万物的生化之理相对应。就疾病的发生来说，是由于自然界各种不利因素作用于人体的结果。如案90肝风之证，先生以为"今年厥阴司天，风木易动，故旧时头摇手掉复发"。

故在治疗中，先生强调把握天人相应的整体观，顺应自然规律，适合四时变更，"必先岁气，无伐天和"。取象比类是中国传统的思维方法和认识世界的途径，同时也是中医的思维方式和认识疾病的手段。先生在临证与教学过程中常常应用深入浅出、易于接受的取象比类方法阐发医理，比如在案89牙宣论述中认为"牙龈属胃，齿为骨之余，究本于肾，雷龙之火，由水中而升，故病齿痛出血，久久不止，雷龙之火，非水所能折"。他用"大雨滂沛，雷火益烈，日光一出即寂然无形"的自然现象解释"雷龙之火，非水所能折"的道理，并由此阐明引火归原的治法。另外，先生以耕种之理，喻子嗣之道；以海中潮汐，毫不衍期之理，解释妇人经水之常；种种论述，皆为取象比类之法。

先生在辨证中重视四诊合参，并详细辨明病证的虚实、患者的体质等因素，所以在临证中能达到辨证精准、疗效确切的效果。先生认为"名医治病，必由望、闻、问、切，详加研究，然后参以经旨而立方"。纵观102案，先生善于四诊合参，综合应用，望诊中重点望形态、面色、舌苔等，近三分之二病案，都有详略不同的记录，其中望舌苔、望面色尤显精到。同样问诊、脉诊的内容，每案皆有精审记录，并在临证中，四诊合参应用。先生认为，辨证论治中明辨虚实尤其重要，虚实之间，失之毫厘，谬以千里。在眼科辨证案39目红珠痛、案 40 水轮见星、案 41 目红酸痛三证时，先生并不拘泥于清凉泻火及刮点等外治常用方法，而是重视辨明脏腑虚实，最后运用温补的治法治愈了以上三证，认为"目虽外疾，实由脏腑而发，虚实之间辨之不明，往往误人不浅"。此外，先生还非常注重体质因素对疾病的影响，并在治疗中因人制宜，因而其选择药物能做到不好奇、不执一，慎重精详，圆融活变。比如，案 17、18，二者同为春温鼻衄，但因为体质不同，前者只用清润内解，后者则始用清疏，继而化湿，及鼻衄再至，用犀角地黄汤平之而愈。先生认为："此藜藿膏粱之别，春温本由内蕴，藜藿者，素无滋腻但须清润养津，便可内解。膏粱者，湿热本多，即清疏外解，湿热究难清净。故表证痊愈，仍有目黄、溲少、饮汤不适等证，迫清胃化湿，营分稍和，血中郁热又复因衄而泄，火气渐升势，不得不用犀角地黄汤清之，仍从外解也。"

先生在论治中善用温补立方，并提倡"宜补肝不宜伐肝"。据统计 102 案、404 诊中，明确提出成方方剂名称的共 97 次，97 次中温补方剂使用达 67 次之多，占 69%，尤其善用补中益气汤（6 次），由此不难看出先生临证善用温补之法立方。先生有言："余来吴十余年，所治肝证极多，难以尽载。大抵温补获效者多，疏泻不过十中之一。余治胎产三十余年过大险大危之候，竟得十全八九，皆用补得法，不随流俗以治标逐瘀为先务。"先生善用温补，理论上宗《内经》，以"形不足者，温之以气；精不足者，补之以味"；"劳者温之"、"损者益之"为指导依据。方法上宗李东垣、朱丹溪、薛己。李东垣的土中抑木法，朱丹溪的育阴潜阳法，薛己温补脾肾法，先生常仿而用之，并善用补中益气汤加减，温补脾胃；以肾气丸、六味丸加减温补肾命，并在温补中善于顾及病人正气，提倡缪仲淳"今人十人有九虚"之说，倡《内经》扶正祛邪之旨。先生认为：善用温补者，必由渐而进，且带调法为稳。另外，虽然在临证中先生常用、善用温补，但同时他也未弃用寒凉之法，他认为"病证千变，全在治者，方寸灵明，毫无偏执"。如：案41水轮见星由劳神而发，病人脉沉少力，先生以温补兼散之方治之而愈。而越两月，同一病人，目疾再发，审其因为"食海鲜火酒"，故而病人"唇干舌燥，二便坚少"，此时先生不执此前温散之方，发"目疾各有所因，不可因凉泻多误，但尊温补，亦足误人"之论，用鲜生地、大黄等方清泻治愈之。

另外，先生治方用药的特色主要体现在：师古不泥古，煎剂丸剂并用，重视药物炮制，善用合欢萱草等方面。在全书102案、404诊中，统计提到方名的成方56首，使用97次。除37首温补方剂外，还包括八汁饮、当归龙荟丸、白金丸、礞石滚痰丸、茶调散、加减摩风膏、桑麻丸、蛮煎、清宁丸、凉膈散、五苓散、左金丸、噙化丸等。查《中医方剂大辞典》，成方出处涉及医书数种如下：《内科摘要》、《济生》、《景岳全书》、《医学正传》、《内外伤辨》、《三因》、《小儿药证直诀》、《铜鹤亭集方》、《杂病源流犀烛》、《医学入门》、《广笔记》、《摄生众妙方》、《医方类聚》、《医学集成》、《回春》、《伤寒论》、《寿世保元》、《兰室秘藏》、《奇效良方》、《杨氏家藏方》等，先生善用古方，涉猎范围广泛，可见一斑。先生善于运用古人成方，但不拘泥于古人成方，能通其理随证用药，变通化裁。剂型是中医临床技术的重要组成部分，治疗效果的好坏，往往与此有极为密切的关系。案中常常汤丸并用、双管齐下，每案汤剂之后都附有丸方，尤其遇慢性疾病常常以丸药缓图。先生诊病疗效甚佳，除了辨证精准外，对剂型的选择和合理搭配，对疗效发挥也起到积极作用。

《吴门治验录》作为一部医案著作，不仅对病情、病机、组方的理论分析透彻，而且用药十分讲究，有很多独到的方法与经验，值得学习与借鉴，前已述及。先生在临证中善用古方是其特色，他在运用古人成方时，不仅师其意、用其方，而且尊重原方对药物的炮制方法。如，案31精滑不禁案，先生用七宝美髯丹加减治之而愈。七宝美髯丹是一首补益延年、乌发壮骨的代表方，见自《本草纲目》卷十八引"积善堂方"，原方对药物炮制要求极繁，先生应用该方悉尊原方之意炮制。

如何首乌（八两，竹刀刮去皮，赤白各半，黑豆同蒸九次），白茯苓（四两，人乳拌晒），牛膝（二两，酒浸，同首乌第七次蒸至第九次），归身（四两，酒洗），枸杞子（四两，酒浸），菟丝子（四两，酒浸），破故纸（二两，黑芝麻炒），虽然具体描述与原方繁简不一，但完全是按照原方炮制之法而制作的。病人服后，疗效明显。不仅精滑之证痊愈，不久竟得生子。看似繁杂的炮制方法，实际对治疗效果起重要作用。先生深明其中用意，故能精准应用。另外，先生善于灵活运用各药物的性味，或取其互用之性，或取其互制之性。往往能依病证需要，灵活炮制。如：黄芪，用防风煎汤炒用，取走表止汗之用；炙黄芪，用黄芩煎汤炒用，又取黄芩清热之用。白螺蛳壳，据统计，全书有5案，共6次用到。其气味甘寒，功效化痰、和胃、敛疮，长于燥湿运脾以开痰结。主治痰热咳嗽，反胃，胃痛，吐酸，瘰疬，溃疡，烫火伤，疳疮。一般炮制法为：洗净晒干，碾成碎块；或煅至红透，放凉研末用。先生应用该药，常以其治疗内科积饮呕吐，妇科赤白带下。在炮制上除了生用、煅用以外，又有其独创的特色炮制之法，即用东壁土并黑驴溺拌，阴干研用。先生认为：白螺蛳能于水土中潜行成道，且可化阳明郁痰，通厥阴郁火。驴溺属阴，黑入肾，属阴中至阴，善通水道，故《本草》治妇女反胃痰饮，取其引火下行，最为神速。但气味过燥，恐胃虚者格格不入。而东壁土先得太阳真火之气，其气温和，其味甘。故，白螺蛳壳得东壁土拌黑驴溺而阴干，既无气味，更得殊功。此种炮制法未见各种本草书籍收录，乃先生独得之秘。本法炮制既可丰富《本草》内容，亦见先生善于思考而不泥古法，秉承传统而能创新，给后学不少启发。此外，先生斟酌药物用量的大小，与选药同样精审，将其看作关系方意药效的关键所在。统观一药在方中的用量，能悟出这味药在方中的配伍位置，案82腴胀是其中的典型代表。

善用合欢萱草也是先生用药的特色之一，据统计102案，合欢皮、金针菜两味同用的12例，只用合欢皮不用金针菜的8例。合计使用金针菜的占全部医案的10%，合欢皮的使用例数为20例，占全部医案的20%。合欢、萱草在《中华本草》皆有记载：合欢皮异名夜合皮，功效安神解郁活血消痈。主治心神不安，忧郁，不眠，内外痈疡，跌打损伤。金针菜异名萱草花，功效清热利湿，宽胸解郁，凉血解毒；主治小便短赤，黄疸、胸闷心烦，少寐，痔疮便血，疮痈。以上对两药主治、功效的收录已较全面。但在先生时代，时医则往往忽略二者解郁调经的作用，而仅用作外科收口药。先生认为二者都有解郁调经、养五脏阴的作用，尤适用于善怀多郁、肝血常虚之女子。时医只知将其用作外科收口药，甚为可惜。先生对二者这一功效的认识和应用，与稽中散《养生论》之"合欢蠲愤，萱草忘忧"及《本经》"养五脏阴液，解郁调经"之论述，有异曲同工之妙。

三、校注说明

本次点校整理，主要做了以下工作。

1. 本次点校，以清道光五年乙酉（1825）清霞斋吴学圃刻本澄怀堂藏版为底本，以清光绪十二年丙戌（1886）扬州文富堂藏版为主校本，清道光三年癸未（1823）苏州黄鹤刻本、上海千顷堂书局石印本、抄本等版本为参校本。

2. 点校以对校、本校为主，他校为辅，慎用理校。底本与校本不一致，而显系底本错讹、脱漏、衍文、倒文者，即在原文中改正，不出校记。

3. 原书异体字，除特殊情况外，均径改规范简体字，不出校记。如澀脉改为涩脉，疎风改为疏风，等等。

4. 中药名力求规范统一，凡白蒺黎改为白蒺藜，菉豆改为绿豆，等等。

5. 原书为繁体竖排，今改为简体横排。原书中之"右"，均径改为"上"，不出校记。

6. 增设医案及诊次序号，以便读者查阅。

7. 书后附有引文统计表、成方统计表、温补方剂统计表，以便读者查阅。

点校者

2012年2月

目　录

序 …………………………………………………（4）

卷一 ………………………………………………（6）

1. 王通和坊　便血 ………………………………（6）

2. 徐醋库巷　吐血 ………………………………（8）

3. 袁仪亭　骨蒸劳嗽 ……………………………（9）

4. 蔡大日辉桥　郁健忘呆钝 ……………………（10）

5. 朱西汇　肠红气梗 ……………………………（13）

6. 沈洞庭会馆　四肢麻痹 ………………………（18）

7. 戴通源典　头痛 ………………………………（20）

8. 王通和坊　半产 ………………………………（21）

9. 蒋狮子口　痰迷心窍 …………………………（23）

10. 夏盐城　肝气 ………………………………（24）

11. 黄洞庭会馆　气逆昏厥 ……………………（26）

12. 岳无锡　肝郁 ………………………………（27）

13. 朱乍浦　风痰癫厥 …………………………（28）

14. 汪新阳　咳呛 ………………………………（31）

15. 戴蒋桥典　格阳证 …………………………（32）

1

16. 谢水泼粉桥　喘肿 ………………（33）

17. 李木作　春温 ………………………（35）

18. 王通和坊　春温 ……………………（37）

19. 蔡石门　五更泄泻 …………………（39）

20. 毕盛家浜　阴亏阳越 ………………（42）

21. 徐西山　泄泻肠红 …………………（43）

22. 朱陈墓　三阴疟 ……………………（45）

卷二 ………………………………………（46）

23. 常方伯第二郎格阳证 ………………（46）

24. 常方伯第三媳祟附如狂 ……………（48）

25. 宋马路上　时邪虚脱 ………………（50）

26. 金十全街　筋惕酸麻 ………………（51）

27. 袁湖州　怔忡健忘 …………………（53）

28. 费望信桥　左偏枯 …………………（56）

29. 朱西汇　半身不遂 …………………（58）

30. 郑干将坊巷　半偏麻木 ……………（59）

31. 唐庙堂巷　精滑不禁 ………………（61）

32. 江马路上　耳后肿痛 ………………（62）

33. 朱休宁　血冒 ………………………（63）

34. 沈禅兴寺桥　心肾不交 ……………（65）

35. 卜三摆渡　营虚火郁 ………………（67）

36. 杨常州　五更泄泻 …………………（70）

37. 伍常州　休息痢 ……………………（71）

38. 桑望信桥　　郁怒腹胀 ················ （72）

39. 杨阊门外　　目红珠痛 ················ （73）

40. 卜三摆渡　　水轮见星 ················ （74）

41. 俞都亭桥　　目红酸痛 ················ （75）

42. 胡十全街　　耳疮 ······················ （78）

43. 王通和坊　　卒然厥中 ················ （80）

44. 姚　　　　　手足痹痛 ················ （82）

45. 陆陈墓　　　周身痹痛 ················ （82）

46. 陈小市桥　　四肢痹痛 ················ （83）

47. 金大井巷　　周身痛痹 ················ （85）

48. 汪山塘　　　咽痛声嘎 ················ （86）

49. 程十全街　　寒热鼻衄 ················ （88）

50. 张中市　　　干呛头眩 ················ （90）

卷三 ································· （92）

51. 汪十全街　　湿温 ······················ （92）

52. 任牌楼弄　　肝胃气胀 ················ （93）

53. 张梵门桥　　肝气胀痛 ················ （96）

54. 周奉贤令令媳痛厥呕吐 ················ （99）

55. 冯　　　　　内热蒸炽，月经不调，
　　　　　　　　赤白带下 ················ （102）

56. 唐　　　　　经前脘腹痛 ·············· （105）

57. 葛西山　　　脘痛头眩 ·············· （107）

58. 葛西山　　　脘痛 ······················ （108）

3

59. 俞吉由巷　血虚头痛 ……………………（110）

60. 傅萧山　头痛脘痛 …………………………（110）

61. 余贵弄内　头痛目昏 ………………………（111）

62. 顾平江路　巅顶头痛 ………………………（112）

63. 张陈墓　痰郁神昏 …………………………（114）

64. 汪西汇　眩晕跌仆 …………………………（115）

65. 秦西山　目肿努突 …………………………（118）

66. 许花桥巷　积饮呕吐 ………………………（119）

67. 颜穿珠巷　伏饮 ……………………………（121）

68. 王西汇　痰饮 ………………………………（122）

69. 钟木渎　腰胀 ………………………………（124）

70. 汤通和坊　咳呛气急 ………………………（125）

71. 董渡僧桥　胸腹痞胀 ………………………（127）

72. 戴南濠　百合证 ……………………………（129）

73. 汪　吐血心悸泄泻 …………………………（131）

74. 夏朱泗巷　头眩恶心 ………………………（133）

75. 刘北街　头眩足冷 …………………………（135）

卷四 ……………………………………………（137）

76. 朱西汇　左臂痛麻 …………………………（137）

77. 王西汇　漏风 ………………………………（138）

78. 杨　努伤 ……………………………………（139）

79. 胡北濠　风痰 ………………………………（139）

80. 彭溪上　哮喘 ………………………………（141）

81. 金　　　　腹膨 …………………………………（142）

82. 彭上海　　鼓胀 …………………………………（144）

83. 黄海门　　鼓胀 …………………………………（147）

84. 徐光福　　溺血 …………………………………（151）

85. 沈西山　　肝风 …………………………………（152）

86. 吕东汇　　肢节肿痛 ……………………………（154）

87. 朱草桥头　跗肿过膝 ……………………………（155）

88. 龚闻德桥　水肿 …………………………………（156）

89. 颜江村桥　牙宣 …………………………………（158）

90. 周通安弄　肝风 …………………………………（159）

91. 冯　　　　囊痈 …………………………………（160）

92. 吴接驾桥　腹痛 …………………………………（162）

93. 胡线香桥　少腹痛呃速 …………………………（163）

94. 陆都亭桥　脘腹痛 ………………………………（164）

95. 张山东　　当脐胀痛 ……………………………（165）

96. 温卢家巷　血汗 …………………………………（166）

97. 詹　　　　脚气腹胀肿喘 ………………………（167）

98. 吴都亭桥　浮肿气促 ……………………………（168）

99. 张新郭里　时证坏病 ……………………………（170）

100. 屠幽兰巷　肝郁经闭 …………………………（173）

101. 钱浙江　　足肿 ………………………………（176）

102. 包高师巷　晨泻鼻渊 …………………………（177）

跋 …………………………………………………（180）

附一　引文统计表 ……………………………（181）

附二　成方统计表 ……………………………（186）

附三　温补方剂统计表 ………………………（193）

附四　病证索引 ………………………………（195）

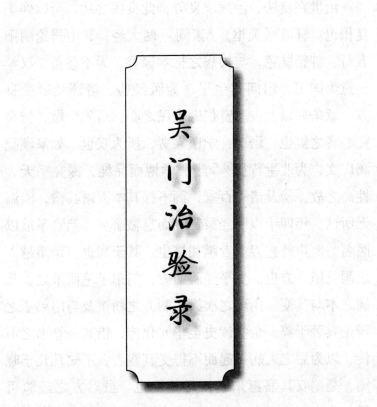

吴门治验录

名医译解其壶事

治世在良法，治病求良方，此良医之功，所以侔于良相也。轩岐《灵枢》《素问》两大经，其中辨论阴阳五行、脏腑脉色，与夫病之标本轻重，无不悉备。汉淳于意为国工，诏问其生平、为医经验、诸证及所受良方，意条列以上古圣贤仁寿生民之心，后先合辙，惜乎究心者之鲜也。语曰：学医人费，所为叹也。如皋顾晓澜广文，为北墅侍御①令子，学博而品纯，深究乎天人性命之故，傍及诸子百家，罔不探其本而晰其微，温温无所试。年四十以明经秉铎晚而息辙乎吴，趋雅不欲以医名，而户外乞刀圭者踵相接也。其于病也，殆秦越人之洞见垣一方也。生平经验诸方，门弟子笔而录之，凡病之本与其变，用药之次第，制方之精微及与门弟子之辨论具著于篇。余尝读史至华元化传，惜其一卷书之不传，以为后之人病可起而不得受其赐者，不知凡几于晓澜，是刻叹其嘉惠来学，无既极也。虽然方之经验可凭，病之百出无定，书之所及有限，心之所逮无穷，吾顾晓澜屡刻不一，刻以广惠医林，且望读是编者，心知

---

① 侍御：侍御史简称侍御，秦始置，汉因之，位在御史大夫之下，或给事殿中，或举劾非法，或督察郡县，或奉使外出执行指定任务。侍御史明、清仅存监察侍御史。

其意，神而明之，变而通之，将所谓小用则小效，大用则大效，无所不用则无所不效者，其有功于世，岂有涯哉。

道光癸未夏日三松居士潘奕隽书

《吴门治验录》序

晓澜学博先生，余内弟也，幼同笔砚时，辄见其读书少暇，即好旁览技艺诸集，而与岐黄家言尤为笃嗜。甫弱冠，蜚声黉序①，未三十遂入贡成均。素负大志，固未遑以医事自命也。迨南北奔驰，锁闱困顿。年四十，卒以明经秉铎而归，遂乃绝意功名，并心医学，凡《灵》《素》、越人以下诸书，无不精心熟玩，得其深意。每遇宿学名师，不惜虚怀就正，求其脉理之精微，十余年中，孜孜不倦。每遇一证，必刻意精思，寝食俱废方定，卒起沉疴，医名颇噪，然皆余得自传闻者也。往余视学皖江，有书吏金氏子，疮后瘫痪，两载未痊，奄奄待毙。闻晓澜至，恳求疗治，数人舁至公廨②。晓澜往视之，深思良久，谓余曰：此证犹可起也。余问用何药，则笑而不言，随命剂饮之三日，果杖而能起。调理半月，竟得精力如初。一时咸以为神明，而求治者佥及，晓澜遂拂袖去。阅数载，闻其偶游吴门，亦以医事为吴人攀留，竟乐此不疲。十数年来，活人无算。余虽

---

① 黉序：古代的学校。
② 公廨：官署，旧时官吏办公处的通称。

未能尽为目击，然以金氏子例推之，不可谓非信而有征者矣。今门弟子录其方案成集，欲请付梓而问序于余。余素不知医，而传闻之与目睹，实效之与空言，则未尝不能辨也。昔范文正未发时，有不为良相即作良医之愿。晓澜之居心，非即欲补前贤所未及者耶。至其考核之博，论证之精，用药之活，吴中人自能啧啧不忘，更毋庸余之多赘矣，是为序。

道光辛巳冬日愚弟戴联奎拜撰

《吴门治验录》 卷一

如皋顾金寿晓澜甫　著

门人　徐玉书作梅氏

　　黄　鹤云客氏

　　沈　焘可舟氏　　同校

男　　庆鸿吉人氏

1. 王砚香　通和坊，年五十三岁

1.1　脉寸关俱弱，两尺按之沉数，便血之证，延至八年，攻补温凉，无药不试，渐至面浮肢肿，恶食艰步，神倦懒言，气息奄奄，势颇危殆。此肺胃之气下陷于阴，不能升举，经所谓阴虚而阳凑之也。仿东垣先生升阳法。

人参一钱　炙黄芪一钱五分　制于术一钱五分　归身一钱五分，炒黑　炙升麻三分　陈皮白七分　白芍一钱五分，炒　炙甘草五分　地榆炭三钱　槐米炭三钱　荷叶灰三钱

1.2　又　血止食进，面浮渐消，精神稍振，惟食难运化，步履仍艰，早晨溏泄，寸关脉起，两尺沉缓。

此肺胃之气虽升，脾阴久亏，湿热留恋。照前方去地榆、槐米，加

熟地五钱，炒松　牛膝一钱五分，炒　薏米一两　煎汤代水。

饭后开水服枳术丸三钱。

丸方

上西党参六两，人乳拌饭上蒸晒　大有黄芪四两，水炙黑于术三两，米泔水浸　归身三两，酒洗土炒　升麻八钱，淡蜜水炙柴胡六钱，醋炒　北五味一钱，晒干研　大白芍二两，炒　大熟地四两，茅术一两煎汤拌炒　怀山药三两　破故纸二两，黑芝麻五钱拌炒，去麻　橘白一两　白扁豆二两，去皮　紫衣胡桃三两，黑芝麻拌炒，去麻　荷叶灰三两，淡蜜水炙　侧柏叶灰一两五钱　茯神三两　羊胫骨灰三两　宣木瓜一两，酒炒　炙甘草一两　黄精二两，蜜炒　冬令加炮姜炭五钱

上药治末，用肥玉竹八两、合欢皮八两、薏苡米四两，熬浓膏，捣丸桐子大，每空心姜枣汤送四钱。

门人问曰：阴虚阳陷，法用升提，前医亦有用补中益气而不效者，何也？

余曰：前此用之过早，且方内人参只用数分，又未照顾阴分，薛立斋云：阴虚者未可升阳，不得已必加入和阴之品。前医遵用古方，故服之无效。李士材云：用古方治今病，譬如拆旧屋架新梁，不施斧凿，焉能合式。旨哉，斯言也。

名医诠解吴医书

2. 徐妇 醋库巷

2.1 吐血之证，至倾盆累碗，数日不止，目闭神昏，面赤肢软，息粗难卧，危如累卵，脉见左沉右洪，重按幸尚有根，此郁火久蒸肺胃，复缘暑热外逼，伤及阳络，致血溢不止，危在顷刻。诸药皆苦寒，是以投之即呕，借用八汁饮意，冀其甘寒，可以入胃清上血止，再商治法。

甘蔗汁一酒杯　白萝卜汁半酒杯　梨汁一酒杯　西瓜汁一酒杯，生冲　鲜荷叶汁三匙　藕汁一酒杯　芦根汁一酒杯　白果汁二匙

七汁和匀，隔水燉热，冲入瓜汁，不住口缓缓灌之。

2.2 又　昨服八汁，夜间得寐，血幸未来，神亦稍清，惟神倦懒言，奄奄一息，脉虽稍平，右愈浮大无力，此血去过多，将有虚脱之患。经云：血脱者益其气，当遵用之。

人参七分，秋石水拌　黄芪七分，黄芩水炙黑　归身一钱，炒黑　怀山药一钱五分　茯苓三钱　大麦冬一钱五分，去心　蒸北五味七粒

和入甘蔗汁、梨汁、藕汁。

2.3 又　血止食进，精神渐振，再照前方三服。

丸方　遗失。

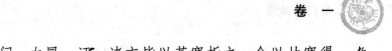

问：血冒一证，诸方皆以苦寒折之，今以甘寒得效，何也？

曰：丹溪云：实火宜泻，虚火宜补。此妇孀居多年，忧思郁积，心脾久伤，复缘暑热外蒸，胃血大溢，苦味到口即吐，其为虚火可知，故得甘寒而止。若果实热上逆，仲景曾有用大黄法，或血脱益气，东垣原有独参汤法，不能执一也。

3. 袁女 仪亭，年十八岁

3.1 面黄肌瘦，唇燥舌干，咳吐白痰，懒言神倦，据述二七经通之后，天癸四载不来，骨热盗汗，便燥溲赤，诸药不应，已成骨蒸劳热，诊脉沉涩之中，尚有胃气。姑先用宣郁养营一法。

瓜蒌仁三钱　薤白一钱五分，白酒洗捣　川郁金三分，磨汁　炒丹皮一钱　丹参三钱　大麦冬一钱五分　茯苓三钱　黑山栀一钱五分

地骨皮露三钱冲服。

3.2 又 二便得通，寝食稍进，骨蒸盗汗亦减，渐能振作精神，脉象亦稍流利，宣郁养营得效，再照前方去麦冬，加生地五钱。

3.3 又 骨蒸盗汗已止，寝食大增，面黄渐润，精神颇振，咳痰痊愈，脉亦渐起，惟月事未通，即以前

名医详解其壶事

方煎送当归龙荟丸三钱，渐加至四钱。

3.4　又　脉象流利，两尺尤滑，诸恙俱愈，寝食精神复旧，惟少腹隐隐作痛，此天癸将通之兆也。

全当归三钱，酒洗　川芎一钱，酒洗　川郁金汁四分　延胡索一钱五分，酒炒　蓬术一钱，酒炒　炮姜炭七分　艾叶三片　鸡血藤膏一钱五分，溶入

3.5　又　脉和经通，诸恙俱愈，用合欢皮三钱、金针菜五钱，煎汤送。

归脾丸三钱，常服。

问：经秘四年，骨蒸劳嗽，诸药不效，今独以宣郁养营收功，何其神也？

曰：证虽难治，然脉象沉涩之中尚有胃气，此由天癸甫通，即抱失恃之痛，悲伤忧郁，心脾两亏，后母又不能加意调摄，任食寒凉，遂成此疾。愈通愈闭，所以四年不痊。即《内经》云：二阳之病发心脾，女子不月也。且交睫则有汗，可见血尚未枯，先与宣郁养营，俾心脾两复其初，继以当归龙荟丸，泻厥阴之郁热，末用温通而愈。嘉言喻氏已立案于《寓意草》中，阅者未能留心耳，何神之有。

4. 蔡璞堂　大日辉桥

4.1　忧愁恚怒则伤心，心营久虚不能下交于肾，

故有不寐健忘，头眩眼涩，语言蹇涩，精神恍惚等证，恐其久而成痫，急宜宁心镇肝为治。

朱拌茯神三钱　酸枣仁二钱，炒　远志肉一钱，甘草水浸　石菖蒲三分，去毛切片，朱拌　川石斛六钱　大生地六钱　柏子仁三钱，炒　天竺黄一钱　真血珀五分　石决明一两，盐煮　灵磁石二钱，醋煅

4.2　又　经云：思则气结。又云：忧愁思虑则伤心。气结营虚，故见诸证。诊脉较前少松而无力，微滑，究宜交心肾以和营，化积痰以开结，庶可渐次就痊。

柏子霜二钱　朱拌茯神三钱　远志肉一钱，甘草水浸　酸枣仁三钱，生炒各半　旋覆花一钱五分，蜜拌绢包　原生地三钱　石菖蒲四分，朱拌　龙齿二钱，敲　左牡蛎三钱　黑山栀一钱五分　送白金丸二钱

4.3　又　郁久则痰凝，心肾不交，健忘不寐，神志不清，虚火上炎，两颧仍赤，连服白金丸，郁痰虽觉稍开，终嫌力缓，议用归脾汤送滚痰丸，攻补兼施，庶乎中病。

人参五分　炙黄芪一钱五分　蒸冬术一钱　朱拌茯神三钱　酸枣仁三钱，炒　远志肉一钱，甘草水浸　甘草一钱，半生半炙　灵磁石一钱五分　石菖蒲三分　真桂圆肉五钱　煎送礞石滚痰丸一钱五分

4.4　又　据述昨服药后，所下稠痰甚多，精神较

前稍爽，两颧赤色亦淡，但稍用心机，便觉脑空欲裂，夜不能熟睡。此心肾大亏之候，暂与补剂，缓用攻痰，脉沉平而软，照前方去滚痰丸。

4.5　又　脉象虽沉，渐有流利之状，眉目间神色已开，不似前此之沉闷也。细询病原，皆由左乳跳动，串及中宫，心君亦为之震荡，由此不寐，神志遂有时而昏，此胆气本虚，加以恐惧过情，乃生此证。《十剂》云：重以镇怯，是其治也。仿而行之。

大熟地五钱，海石末拌　丹参三钱　远志肉一钱五分，甘草水浸　酸枣仁三钱，炒　煅龙骨三钱　朱拌茯神五钱　血龟板三钱　石菖蒲五钱，猪心血拌　山慈菇一钱　川郁金五钱，猪心血拌　石决明一两，盐煮　灵磁石二钱　甜沉香三分，磨汁冲

丸方

朱拌茯神六两　石决明八两，盐煮　远志一两五钱，甘草水浸　枣仁四两，炒　煅龙齿四两　炙龟板六两　石菖蒲五钱，猪心血拌　川郁金五钱，猪心血拌　天竺黄二两　山慈菇二两　真血珀三钱，灯草同研极细末　左牡蛎二两　灵磁石五钱，醋煅杵末　陈皮二两　甜沉香三钱，到

上药治末，先用上党参八两，大熟地八两，川石斛八两，真桂圆肉八两，金针菜一斤，合欢皮八两，熬膏代蜜为丸，飞金为衣，每空心淡盐汤送四钱。

问：此证已近痴呆，百药无效，自分已无愈理。今

治不弥月，全体豁然，咸以为神，请详示之。

曰：此人素性正直，闻其受人重托，贸易大亏，惭恧忧郁，遂得此证。究竟痰由思结，火以郁升，病在营卫，不在脏腑，是虚证，非实证也。故始与宁心镇肝，继与和营化痰开郁，迨郁少开而痰结不解，即用攻补兼施之法，痰下正虚，又缓攻用补，后或于镇阴宁心，稍带攻痰，或膏滋以和营分，或重镇以安虚怯，至痰去火降，神清气爽，然后丸药常服，防其复发，虽方法不一，总不外解郁调营顺气化痰之治。幸其人至诚信药，毫不间断，竟得收此全功，至今不发，余敢以神奇自矜耶。

5. 朱鸣远　西汇

5.1　诸气膹郁，皆属于肺。肺虚则气机不利，移热于大肠，故便红，证虽见于一脏一腑，实由心脾两亏之故，喜脉象尚觉流利，可无格脱之患，惟宜缓调气血，切勿欲速，转生枝叶。

竖劈党参一两二钱　陈皮一钱二分　茯神五钱　大生地五钱，酒洗　香附一钱，醋炒　归身一钱五分，醋炒　煨木香四分　麸炒枳壳一钱　生薏米五钱

5.2　又　脾为肺母，脾虚则肺失司降之权，心为胃母，心虚则胃多升逆之火，今喉间气梗，日缓日急，

虽可免噎膈之虞，仍宜调心脾之本。

竖劈党参一两六钱　土炒于术一钱六分　陈皮一钱六分　大生地八钱，酒洗　醋炒丹参三钱　茯神三钱　甜沉香三分，磨汁　老苏梗一钱五分　百合五钱　白檀香五分

5.3　又　左寸右关，脉象渐和，按之尚不能平静，此久积之根株也。喉间气梗，数日一至，前方业已对病，照法再为加减。

竖劈党参二两　陈皮二钱　白旋覆花二钱，绢包　土炒于术二钱　砂仁炒熟地六钱　茯神三钱　酸枣仁三钱，炒　白檀香五分　制半夏一钱五分　谷精草一两

5.4　又　脉象渐和，右寸细按虚数，肺气因虚而不降，偶冒风热，便有清涕，喉间气梗，虽渐次疏通，而胸膈究难宽畅，须缓图之。

竖劈党参二两二钱　陈皮二钱二分　炙黄芪一钱五分　土炒于术一钱五分　炒黄芩一钱五分　炒枳壳一钱五分　砂仁炒熟地八钱　白旋覆花二钱　茯神三钱　白檀香五分　谷精草一两

5.5　又　《内经》以鸡鸣为阴中之阳，日晡为阳中之阴。今喉间气梗，于两时为甚，虽脉象渐和，非升降阴阳，不能除此根株也。

竖劈党参二两四钱　陈皮二钱四分　黄芪二钱，黄芩水炒　柴胡三分，蜜炙　升麻三分，蜜炙　砂仁炒熟地一两　白旋覆花二钱　海浮石三钱　沉香汁三分　茯神三钱　土炒于术一

钱五分　白檀香四分　干荷叶三钱

5.6　又　谋虑过则肝火生，忧愁思虑，则心脾两火亦生，河间所谓五志之火是也，金燥火烁，不能下降，气梗喉中，状如梅核，嗳噫不舒，至碍寝食，两关复大，仿喻氏进退法。

竖劈党参二两　陈皮二钱　川石斛五钱　原生地五钱，酒洗　茯神五钱　北五味二分　黑山栀一钱五分　老苏梗汁一钱　紫厚朴汁五分　川通草四分

5.7　又　脉象渐平，右嫌稍弱，喉中气梗，宽多急少，照前方用进法，减苏梗、厚朴各二分，加党参四钱、陈皮四分、石斛二钱、生地二钱。

5.8　又　只右寸虚数无力，余俱渐平，照前方加北沙参五钱、麦冬肉一钱五分、百合四钱。

5.9　又　脉象颇平，右寸稍嫌无力，喉中气梗，较前噫嗳得通，而咽喉不适，犹复间日一至，照前方再用进法。

竖劈党参二两六钱　陈皮二钱六分　北沙参六钱　原生地八钱　麦冬肉三钱　北五味五分　苏叶五分，蜜炙　厚朴汁四分　川通草五分　旋覆花一钱，蜜拌　瓜蒌皮一钱五分　浮小麦百粒

5.10　又　喉中气梗已通，便血亦止，惟嗳气不能顺利，卧后仍有浊气上冲，鼻有微血，此胃阳已得上升，但嫌微逆，脉象渐和，再照前方加减。

竖劈党参二两八钱　陈皮二钱八分　北沙参六钱　原生地八钱　麦冬肉三钱　北五味二分　老苏梗八分　厚朴汁三分　川通草四分　旋覆花一钱　茯神五钱　百合四钱

5.11　又　肠红气梗，数十年之证，幸得俱平，脉亦渐和，惟右手稍嫌虚大，静坐则适，稍动仍有浊气上升，此阴亏阳无所恋，再用育阴纳气一法，可收全功矣。

竖劈党参三两　陈皮三钱　茯神八钱　原枝地黄二两，生熟各半，俱炒　麦冬肉三钱　北五味二分　炙龟板五钱　牛膝三钱，盐水炒　川通草四分　蜜拌干荷叶三钱

5.12　又　两关脉象稍大，余俱平稳，戒酒多时，昨因病体就痊，偶尔小饮，便觉气复上梗，不能平卧，虽无大害，天气渐热，杯中物恐其助火，竟戒至秋后再开可也。

竖劈党参二两四钱　陈皮二钱四分　蒸于术一钱五分　原生地五钱　归身三钱，炒黑　茯神三钱　川石斛三钱　广木香五分　白蔻仁五分，盐水炒　老苏梗汁七分

5.13　又　脉渐有神，诸证俱愈，惟气分仍有时不调，食入胃中，间有阻隔，仍属气血不和之故，再用阴阳平调法。

竖劈党参二两六钱　陈皮二钱六分　蒸于术二钱　大熟地八钱，砂仁炒　归身二钱　炙龟板五钱　牛膝一钱五分，盐水炒　焦谷芽一钱五分　北五味二分　真桂圆肉五钱　麦冬肉三钱

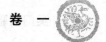

十服痊愈。

丸方

白花百合八两　　老苏梗三两　　四制香附二两　　丹参三两

白扁豆三两　　薏苡仁三两　　蒸于术二两　　麸炒枳壳一两　　苦

桔梗一两　　二桑叶二两　　制半夏一两　　橘皮三两，盐水炒　　小

青皮二两，醋炒　　香楠木三两　　广木香一两，剉　　檀香一两，

剉　　甜沉香一两，剉　　麦冬肉二两　　茯苓二两　　粉甘草一两，

生炙各半

上药治末，先用竖劈党参八两，大熟地六两，肥玉

竹八两，桂圆肉六两，蒸北五味五钱，川通草五钱，熬

浓汁，去滓，溶入陈阿胶三两，收膏代蜜丸如桐子大，

每空心开水送四钱。

问：此证上有气梗，下有肠红，服药数十年，温凉

攻补无不备尝，今调治不足四十剂，居然就痊，何也？

曰：此证积年虽久，究在一脏一腑之间，因去血既

多，腑病累脏，初诊时，喜脉无涩濡等象，是气血虽亏

而未大伤，寝食尚不大碍，历年所服诸剂，俱杂乱无

章，即间有一二用补，又不知缓调之法，且不求病原，

并忘却虚则补其母之法，故药饵虽多，何异水浇鸭背。

余始则认定一脏一腑，气血缓调，即照顾心脾，用虚则

补母之法，药既对证，犹必补而兼调，脉已渐和，尚不

敢放胆进步，继则细辨阴阳，兼用升降，既舒其七情之

郁，又省其五火之原，仿喻氏进退法，移步换形，随机

应变，总不离气血两调，疏补兼施一法，迨至气顺血止，数十年之证俱得就痊。然后用育阴纳气等方，令其戒酒节劳，党参加至三两，甫得收其全功。书云：久病无实。缪仲淳云：今人十有九虚，医者百无一补，无怪病之不痊也。鄙见扶正祛邪，本是《内经》之旨，然善用补者，必由渐而进，且带调法为稳，即如此证，明知久病非实，若即骤进浓补，安见久虚之营卫不反，有拒格之患耶。惟不求急效立志缓图，又复察其情形，推其脉理，或补母以求其本，或升降以调其中，或进退以观其变，幸收全功，数年不发，所谓苦心未必天终负也。然亦由病者耐心调治，专任不移，方克有济。近见病者才服药一二剂，未能痊愈，便即换一医，医至见前方无效，断不肯作依样葫芦，全改其法，一二次不效则又更换生手，以致病势不减，营卫已伤，或由轻增重，或由表入里，渐入膏肓，虽有名手，难以药救，非欲速自误而何。吁，相习成风，滔滔皆是，岂尽医之罪哉。愿以告之明眼者。

6. 沈　洞庭会馆

6.1　肺脾为毒药所伤，四肢麻痹，正《内经》所谓，肺热叶焦则生痿躄是也。脉濡无力，必须清肺活络，化毒养阴为治。

北沙参五钱　甘草人中黄七分　绿豆皮三钱　丝瓜络一钱五分　忍冬藤一钱　汉防己一钱，酒炒　白芍一钱，桂枝酒炒　归身一钱五分，酒炒　炒薏米三钱　酒炒桑枝三钱

6.2　又　服药脉渐有神，寝食如旧，惟四肢仍麻，两膝无力，交阴脚肿，此辛毒伤阴，血不荣筋之故，宜养血舒筋为治。

大生地五钱　大熟地五钱　天冬肉一钱五分　归身二钱　白芍一钱五分，酒炒　生黄芪一钱五分　宣木瓜一钱，酒炒　牛膝一钱，酒炒　羊胫骨三钱　酒炒桑枝五钱　虎潜丸三钱

6.3　又　右脉渐觉有力，左脉仍濡，手不能握，两膝少力，究宜气血两调。

炙黄芪三钱　大白芍一钱五分，桂酒炒　归身一钱五分　西党参三钱　原生地三钱　牛膝一钱，酒炒　陈皮白一钱　炙甘草五分　阿胶一钱五分，蛤粉炒　丝瓜络三钱，酒炒　酒炒桑枝五钱

煎好送虎潜丸三钱。

此方服五剂后，不必服煎剂，每空心淡盐开水服虎潜丸一月再诊。

6.4　又　脉象颇平，但嫌少力，诸证渐愈，惟两足尚难健举，再用加减八珍法。

炙黄芪三钱　西党参三钱　当归须一钱五分，酒洗　大白芍一钱五分，桂枝酒炒　茯苓皮三钱　晚蚕砂八分　油松节一钱五分，酒洗　阿胶一钱五分，蛤粉炒　炒牛膝一钱　生薏米

三钱 生杜仲三钱

送健步虎潜丸三钱。五服后停煎剂，但服丸药。

问：此证未经人道，今得调治复原，可称奇阙，但所以得痉之故，尚祈明晰示之。

曰：服毒得解，已为万幸，惟毒药伤肺，解药伤脾，是以四肢软痹，状类瘫痪，幸其人年少力强，解后即能健饭，胃气有余，尚可调治。始清肺胃之热，继补肝肾之伤，仍以《内经》肺热叶焦为主，究系外因，较内伤易于见效。调治月余，神完气足，厥疾自除，理宜然也，何奇阙之有。夫古圣立言，无证不包，在读者以思虑通之，千变万化，无所不可，所谓通其理，一言已足也。若必节节分疏，不成其为《内经》矣，读经者审之。

7. 戴　通源典

7.1　脉象沉弱，两太阳缓痛，时发时止，当午更胜，微寒微热，食减足软。此由脾胃亏损，前曾有失血之证，气分未能复原，当此土火气交之中，最宜小心调理。拟薛氏补中法。

炙黄芪一钱五分　西党参三钱　蒸冬术一钱　炙甘草五分　归身一钱五分　柴胡三分，蜜水炒　茯苓二钱　炒白芍一钱　炒桑枝一钱五分　大枣二枚　生姜一小片

7.2 又 右脉渐和，左脉仍弱，午后头胀，左足尚软，其为阴虚湿胜可知，再用四物合茶调法。

大熟地五钱，砂仁炒　归身二钱　大白芍一钱五分　川芎五分，酒炒　甘枸杞二钱　黄菊花一钱　牛膝一钱五分　炒薏米五钱　酒炒桑枝三钱

7.3 又 照前方加制半夏一钱五分，陈皮一钱。

丸方　遗失。

问：治此证者，多用表散，今独以补剂收功，何其异也？

曰：此即内伤、外感之辨矣。东垣云：外感头痛无休，内伤头痛时止时发。此人曾经失血，中虚已不待言，且微寒微热，食减脚软，又属脾虚湿甚之象。薛氏补中法，既能益气升阳，又可健脾利湿，服之而效，中病故也，余岂好与时医立异哉。

8. 王管氏　砚香令媳

8.1 脉见两尺虚数，重按却又涩而带缓，怀孕六月，肝胃两气举发，致胎堕不固，且前此交三月即堕，今番已六见矣。虽由肝胃不和，湿热久积，实因八脉受伤，肝无血养之故，趁此半产气血两亏，正可修补亏缺，议养营聚精法兼顾奇经为治。

炙黄芪一钱五分　归身一钱五分　炒白芍一钱　西党参

五钱　大熟地五钱，砂仁炒　茯苓三钱　鱼膘胶二钱，蛤粉炒　沙苑子三钱，盐水炒　阿胶一钱五分，蛤粉炒

8.2　又　照前方加龟胶三钱，蛤粉炒，鹿胶三钱，蛤粉炒。

8.3　又　调治月余，精神寝食复旧，脉亦渐有起色，肝胃旧疾亦未举发，可以丸药缓调，即照前方加十倍，以猪脊髓十条，煨烂，同捣为丸，如桐子大，每空心开水送三钱。

8.4　又　服丸药两月，经期不至，脉象见滑，怀妊之兆，但向有三月半产之证，不可不防，丸药仍服。另用白丝毛鸡蛋四十九枚，每蛋用丝绵一张，重重包裹，以苎麻丝缚满，用水煮熟，空心啖一枚，蛋尽而止。

问：半产连见六次，前医屡用安胎不效，今服丸未几即得生女，且连接二男三女，岂前此安胎俱不得其法欤？

曰：女子以奇经为本，虽素有肝胃旧疾，实由肝无血养，胎系不固，故每逢厥阴养胎时便脘痛胎堕，治者但治其标，未固其本，此半产所以六次也。今趁其气血大虚之候，即进血肉有情以填补空乏，迨受胎两月，即用固胎法预为提防，自然无碍，即《内经》不治已病治未病之法也。若待腰痛下红，胞系已动，即仙丹恐亦难救矣。

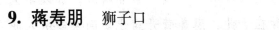

9. 蒋寿朋　狮子口

9.1　肥人气虚多痰，又兼操心太过，营虚火生，痰凝包络。前此曾有右手右足痿痹之证，服药调治而愈。近忽于素日所读之书，开卷茫然，大有目不识丁之患，及他事应酬，又复神智如故，百治无效。脉见左寸右关虚滑无力，姑用心脾两调法。

茯神五钱　　远志肉一钱五分　　制半夏一钱五分　　陈皮一钱
九节菖蒲五分　　陈胆星五分　　珍珠母三钱，如无真者，即以九孔
石决明一两代之　　生甘草五分　　惜字炉中灰一两　　煎汤代水。

9.2　又　服前方虽未能聪明如旧，而对联中字已可识其半矣，脉滑稍解，据述大便去痰不少，颇觉胸中宽爽，前药既得幸中，无事更张，照前方去胆星，加益智仁一钱，生研，醋煅灵磁石三钱，十服痊愈。

问：此证未经人道，诸医束手，今竟以心脾两调而愈，何其神也？请详示之。

曰：医书并无此证，惟宋张季明《医说》内有此一条，亦言其恶业所遭，不载治法。余因其气虚多痰，前此曾有半身痿痹，状类中风之证，余用心肾两调而愈。两年后忽得此证，细访其平日为人，亦尚无得罪名教，不敬圣言之处，似与业报无干，且左寸右关虚滑，仍系营虚火升痰迷心窍，心肾不交，究在健忘门内，其

名医诠解其壶事

酬应如故者，习惯性成者也。儒书素非所好，加以年久荒疏，故见证独在于此，恐养营开窍化痰尚未能引入此途，故用惜字炉中灰煎汤代水，又复加益智以启聪明，磁石以交心肾，迫心神定而肾智来复，竟得幸而收功，何神之有。字纸灰，《本草》未收，余往见说部中有富家子顽钝不能读书，服以惜字炉中灰竟能读书发甲，虽一时臆断幸中，然亦不外乎医以意会也，阅者审之。

10. 夏　盐城，十三岁

10.1　脉不洪弦，内风暗动，头掉左侧，喉中有声，今岁厥阴风木司天，其发更甚，急宜养阴熄风，趁此木火大旺之时，或可因其势而折之。

原生地五钱　陈阿胶一钱五分，蛤粉炒　石决明一两，盐煮　羚羊角三钱　茯神三钱，朱拌　川石斛五钱　炙龟板三钱　炒牛膝一钱五分　生牡蛎七钱　飞金十张

10.2　又　养阴熄风未见有效，左眉梢青筋入鬓，肝热生风无疑，但病久络虚，功效甚缓，先用养荣活络法。

鲜生地一两　当归一钱五分　白芍一钱五分　忍冬藤三钱　羚羊角四钱　茯神五钱，朱拌　煨天麻四分　石决明一两，盐煮　山慈菇一钱　天竺黄一钱　陈胆星三分　竹沥半酒杯　姜汁二匙

**10.3　又　**细参病情，左耳复有酸痛，此系厥阴少阳阳明交会之所，络虚风积，故头牵左侧有声，药投无变无增，入夜则静，晨起则动，再用抑阳入阴法。

石决明一两　煅磁石二钱　生铁落三钱　抱木茯神五钱　粉丹皮一钱五分　泽泻一钱五分　原生地五钱　当归须一钱五分　桑枝三钱

煎好和入大活络丹半丸。

**10.4　又　**照前方加

铁落二钱　磁石一钱　生地三钱　竹沥半酒杯　姜汁一匙　龟板三钱　橘络三钱

加减摩风膏

萆麻子十四粒，去皮，生捣　络石藤三两　忍冬藤三两　蝎尾五钱　白芥子五钱　虎项骨一两　草乌一两　川乌一两　归尾一两五钱　桑枝三两　桂枝尖五钱

上药共熬浓膏，滴水成珠为度，再将萆麻子连油和入，加麝香一二分，磁瓶收贮。早、中、晚取膏一小匙，两手心摩极热，摩其患处。

**10.5　又　**夏至阴生，肝阳渐敛，故外疮内风俱有转机，趁此重用育阴潜阳柔以熄风一法，务要除绝根株，不致为终身之累方妙，脉亦渐和。

原生地六钱　陈阿胶一钱五分，蛤粉炒　炙龟板四钱　石决明一两，盐煮　粉丹皮二钱　泽泻二钱　赤苓三钱　草龙胆五分　生粉草五分　煅磁石三钱　生铁落三钱

名医谵解吴壶事

煎好和入大活络丹半丸。

10.6 又 诸证渐减，耸息抬肩，间有声唤，究属肝木冲肺，所谓撞之则鸣也，再用平肝熄风以安肺金。

白蒺藜三钱　川石斛五钱　小青皮五分，醋炒　阿胶一钱五分，蛤粉炒　明天麻五分，面煨　池菊炭一钱五分　钩藤勾三钱　石决明一两，盐煮　青花龙骨三钱　独活七分，酒炒谷精草一两

桑麻丸　每空心开水送五钱，常服。

11. 黄　洞庭会馆

11.1 脉左弱右关数滑，肝肾先天不足，脾胃后天失调，故痰火滞于阳明间，忽上逆气塞，胸悗颇似昏厥，至不耐烦劳，梦寐若惊，则又肝肾之虚象也，宜服蛮煎加减。

茯神三钱，朱拌　大原生地三钱　大麦冬一钱五分　石菖蒲三分　制半夏一钱五分　陈皮一钱　青花龙骨三钱　煅牡蛎三钱　陈阿胶一钱　九孔石决明一两　煎汤代水。

11.2 又 脉证俱渐向安，惟右脉仍见虚数，故早起头晕口苦，四五日间仍或一至，饮食不健，再照前方加减。

朱拌茯神三钱　大生地六钱　川石斛四钱　鲜石菖蒲汁一匙　制半夏一钱五分　陈皮一钱　蒸冬术一钱　黑山栀

一钱五分　生甘草梢五分　九孔石决明一两　煎汤代水。

先用伏龙肝研细，井水调作青果核样，塞两鼻孔，然后服药。

12. 岳　无锡

12.1　脉沉细而涩，证由郁怒伤肝，风痰上郁于心包，发为癫厥，状类风痫，或日发三四次，或十数日不发，必须疏气豁痰，使郁火不致久积，可望就痊。

羚羊角三钱　朱拌茯神三钱　川郁金五分,磨汁　老苏梗二钱　石菖蒲五分　天竺黄一钱五分　山慈菇一钱五分　陈胆星五分　生铁落五钱

12.2　又　照前方加

北沙参五钱　沉香汁五分

12.3　又　照前方去生铁落，加

原生地五钱　川石斛五钱

嚼化丸方

川贝母一两　细生地一两　朱拌茯神五钱　川石斛五钱　川郁金二钱　石菖蒲一钱　煅礞石一两　生大黄五钱　淡黄芩五钱　沉香二钱,剉　羚羊角五钱

上药治末，用姜汁一两，竹沥四两，泛丸如弹子大，每觉火升面红，即开水送一丸或口中嚼化更妙。

13. 朱 乍浦

13.1 脉象沉细，两关重按微弦，右偏头痛，痛则呕吐白痰，周时方止，痰尽继以黄水、黑水，吐尽痛平，饮食起居依然如故，此风痰久积于阳明，金水两亏，愈发愈勤，甚则风痰上涌，癫厥如痫，十数年不愈，必须细意消息，煎丸并进，方能绝其根株，缘现在未发之时，形证无可参考，惟两日一诊，以消息之，先与金水两调，熄风祛饮。

大熟地八钱，海浮石四钱，研末拌捣　归身三钱，炒黑　制半夏二钱，明矾水浸　陈皮一钱，青盐水炒　茯苓三钱　桂枝五分，酒炒　生于术一钱五分　炙甘草五分　冬桑叶一两，半生半熟　煎汤代水。

13.2 又　两关脉弦少解，照前方加竖劈党参五钱。

13.3 又　连服金水两调，熄风祛饮之剂，虽外证无大征验，而脉象渐起，沉弦之状已解，再得丸药常调，似可渐次就痊矣。再照前方加减。

竖劈党参一两　陈皮一钱　制半夏二钱　大熟地八钱，海浮石三钱研末拌捣　归身二钱，炒黑　炒白芍一钱五分　蒸于术一钱五分　茯苓三钱　炙甘草五分　冬桑叶一两，半用米炒　盐煮石决明二两

丸方　预防风痰上涌，厥晕如痫。

上党参五两　陈皮一两　蒸冬术四两　茯苓四两　大熟地五两，海浮石五钱研末拌捣　归身三两　川芎一两，酒炒　炒白芍二两　川桂枝五钱　干姜五钱　煅牡蛎四两　防风二两　苦桔梗二两　冬桑叶四两　池菊炭八两　白僵蚕二两　石决明六两，盐煮　煅龙骨三两　石菖蒲三钱，去毛，朱拌　炙龟板三两　川贝母三两　制半夏三两

上药法制用明矾二两，化水浸一昼夜，晒干研末，炼蜜丸，桐子大，每空心淡盐开水送四钱。

问：前四证状类惊痫，或兼呕厥，百治不效，诸医束手，今皆得调治而愈，究系何证？请详示之。

曰：诸风掉眩，皆属于肝，肝为风木之脏，将息失宜，即内风欲动，又外风相引，遂流行于经络之间。夫风者，善行而速变者也。肝风一动，雷龙之火随之胃家宿聚之痰即因而上壅，发时昏不知人，卒然而至，甚而瘛疭，抽掣，目上视，或口眼牵动，或作羊啼声，将醒时口吐涎沫，有连日发者，有日三五发者，有数日数月一发者，其实皆肝病也。刘河间以为热甚而风燥，专主清凉，丹溪主痰与热，热多者清心，痰多者行吐，张子和则汗吐下并行，然皆治于体强初起者则宜，若病久阴亏，阴亏阳越，正虚邪恋，又未可以清热行吐等法，更伤其正也。即如前证，夏以络虚风积，虽无昏厥吐痰诸证，然发时头即左侧，声如羊啼，移时即过，稚年寝食

名医谱解其壶事

如故，尚未成痫，故始用养阴熄风，继复养荣活络，追耳后微有酸痛，夜静昼动，复用抑阳入阴法，审其风将外达也。加减摩风膏以引之，追疮愈脉和，然后重用育阴潜阳柔以熄风重剂，渐有转机，呼声大减，再用固金制木等法，及诸证渐痊，不过偶尔一至，急以平肝熄风安肺等剂，佐以桑麻丸，半年幸愈。若黄证则似是而非，本由体虚失调，不耐烦劳，梦寐若惊，间有气逆痰迷，似类昏厥，并无瘈疭、抽掣、目直声啼等状，故始终以服蛮煎加减而愈。岳证则全由郁怒伤肝而起，见证虽凶，亦非痫疾，故但为开郁压痰而愈。至乍浦朱证明明右偏头风，见证金水不能相生，以致风痰上涌，癫厥如痫。治者未求其本，故十数年不愈。适来诊在未发之时，形证无可参考第，按脉问情，与以金水两调、熄风祛饮。伊又不能久留吴门，故预拟丸方，以防其发。闻久服竟未大发，亦幸中也。四证虽治法不同，其实俱非真正痫证，究竟从肝肾着想，不离乎养阴以熄风，调气以降痰。若以痫证治之，与时医一样，捕风捉影，又安冀病得就痊哉。余六年前治王顾氏一证，亦与此相类。发时巅顶跳动，身不自持。必一人重按其顶，一人抱持其体，炊时许方定。余亦用柔肝熄风、和阴压痰诸剂佐以飞金铁落数十服而愈。若真是痫证，如士材所云：肾中龙火上升，肝家雷火相助，肝风煽动，故作搐搦，通身之脂液随逆气上出于口。故发则有声，止则吐痰，病入膏肓已成痼疾。虽巢氏有五痫之分，河间有三因之治，余未见其有用之而效者也。

14. 汪　新阳，三十岁

14.1　右脉颇平，左手关尺稍见弦象。立春以后吐血旧疾虽未举发，仍不可不加意防闲，预用安根之法。

大熟地五钱，炒松　川石斛三钱　沙苑子一钱五分　怀山药一钱五分　茯神三钱　北沙参三钱，米炒　当归须一钱，米炒　桑叶一钱，米炒　炙甘草五分

14.2　又　古人治虚怯咳嗽等证，皆胃药收功。今春分节气虽未见红，而夜间咳呛颇甚，胃不健纳，面色无华，肌瘦神倦，皆胃无液养之故。且脉见左强右弱，法以养胃和肝为治。

白扁豆二钱，去皮　生南楂一钱　白蒺藜二钱，炒去刺　北沙参三钱　大麦冬一钱五分，米炒　茯神三钱　鲜霍斛①二钱　炒薏米三钱　南枣二钱　生谷芽一两　煎汤代水。

14.3　又　照方　去鲜霍斛加上党参三钱，蒸冬术一钱。

14.4　又　左脉颇佳，足臻静养，右脉少力，胃气不足，食虽强进，终欠香甜。土不生金，故咳呛虽减，

---

① 霍斛：霍山石斛，石斛商品之一种。

而不能止。正需补土生金，当可更入佳境也。

　　人参五分，另煎　麦冬一钱五分　蒸冬术一钱　茯苓三钱
炙甘草五分　陈皮白一钱　川石斛三钱　白扁豆一钱五分
白蒺藜二钱　南枣二枚

　　14.5　又　照方加薏米三钱，炒，白花百合二钱。
　　丸方　失载。

　　问：劳嗽一证收功极难，此人服药未及一年，便能
奏效，岂世之治劳嗽者不足法欤？

　　曰：吐血初起总以散血为主，缪仲淳三法最佳。缘
治者急于取效，过用苦降，两伤肺胃。血虽止而劳嗽已
成，此时惟有补土生金一法或可挽回，但脾喜燥而胃喜
清，其间必细心斟酌，方无贻误也，慎之慎之。

15.　戴　迎蒋桥典

　　15.1　脉沉而涩，风寒湿三气成痹，周身串痛。误
服凉剂致手足如缚，叫号终日，粥饮不进，危如朝露。
两尺虽无力，尚不豁然而空，舌如腻粉。急用温散大
剂，似尚可救。

　　大熟地一两　制黑附子一钱　当归三钱，茴香炒　上猺
桂五分　大白芍一钱五分　桑枝五钱，酒炒　丝瓜络三钱　片
姜黄一钱五分　茯苓三钱　薏米一两　煎汤代水凉服。

　　15.2　又　手足大舒，人已杖而能起。据述，服药

后周身汗出津津。痛势已减去八九，连进薄粥两三次，脉象已起，但虚大而浮。再照昨方加生脉散。

15.3 又 脉平痛定，惟两足尚觉少力，且素有脚气，每夏必发。可以丸药缓调矣。

健步虎潜丸 每服三钱，开水送下。

问：盛暑痹痛，身热面赤，凉散亦合时宜，何以几成不起。吾师转以大温收功也。

曰：脚气逢夏而发者，阴分素有寒湿。因地气上升，故串痛上逆。早服温疏，原可不至于此，至此已变格阳伤寒，治以大温一定之法，时虽盛暑，中病则神，况又凉服如冷香饮子耶。

16. 谢 水泼粉桥

16.1 脉象尺强寸弱，气虚下陷，有降无升，故动则气逆而喘。足跗浮肿，安卧一夜稍消。证由脾泻而起，其中虚更不待言。据脉参证，温补下元无益，必须升清降浊，方得平复。拟东垣法。

人参五分 天冬一钱 北五味十粒,蒸 炙黄芪一钱 焦白术一钱 炙甘草五分 橘白七分 升麻三分,炙 茯苓皮二钱 炒桑枝二钱

16.2 又 脉象渐和，右手寸关终嫌无力，两足虽未能健步，面色精神似较前稍适。补中益气已与证合，

未可便为变易，少用下焦温药以佐之。

人参五分　炙黄芪一钱五分　炙甘草五分　天冬一钱　炒薏米三钱　橘白七分　熟地炭三钱　升麻三分，炙　北五味十粒，蒸　鸭血拌桑枝三钱，炒

16.3　又　两手脉象渐平，但嫌无力，节气虽过，仍宜阴阳平补，数剂后再商膏丸并进之法。

人参三分　高丽参五分　炙黄芪一钱五分　原生地三钱　于术一钱，土炒　茯苓三钱　归身一钱五分，土炒　炙升麻四分　大白芍一钱　炙甘草五分　米炒桑叶二钱　炒黑芝麻二钱

朝服丸方

高丽参二两　土炒于术二两　茯苓三两　炙甘草八钱　炙半夏二两　陈皮一两五钱　制茅术一两，黑芝麻一两同炒　丹皮一两，炒　大熟地四两，砂仁炒　蒸北五味五钱　宣木瓜二两　泽泻一两，盐水炒　汉防己一两，酒炒　绵茵陈一两，酒炒　二桑叶三两，米炒

上药制末，先用羊胫骨八两，鹿筋二两，嫩桑枝四两，生薏米四两，熬浓膏量加，炼蜜为丸，如桐子大，每空心淡盐开水送四钱。

晚服膏滋方

高丽参一两，饭上蒸晒　肥玉竹八两，米炒　炙黄芪三两　土炒于术二两　茯神四两　酸枣仁二两　土炒山药四两　远志肉二两，甘草水浸　麦冬肉三两　土炒归身四两　升麻五分，炙　大白芍三两，酒炒　白花百合八两　陈香楠木三两

炙甘草一两　桂圆肉八两　北五味五钱　橘白二两

上药井水浸一周，时细火熬成膏，磁瓶收贮，窖土地上，一二日出火气，临卧开水冲服三钱。

问：喘肿之证，总属元虚。薛新甫云：下虚者不可升阳，今以升清得效，何也？

曰：治病必求其本，先问所因，喘肿由脾泻而起，中虚可知。经云：清气在下则生飧泄，况所服皆温补下元重浊之药。清不升则浊不降，此少动则喘之根也。升其清降其浊，中气得平，何喘之有。但此人过用心机，不守戒忌，恐难持久矣。

17. 李　木作

17.1　风温内蕴，身热体痛无汗，舌白溲赤，脉沉，急宜清解。

南沙参三钱　苏叶一钱五分　生黄芪一钱　防风一钱　淡豆豉三钱　秦艽一钱五分　鲜霍斛四钱　荆芥一钱　薄荷五分　生姜一片

17.2　又　清解未能得汗，头痛如劈，舌苔已黄，胸悗口渴，温邪已入阳明，脉不洪紧，宜从阳明清解。

葛根一钱五分　白芷三分　淡豆豉三钱　瓜蒌仁三钱　薤白一钱，酒洗　鲜霍斛六钱　炒山栀二钱　炒枳壳一钱五分　炒黄芩一钱　芦根一两　煎汤代水。

17.3 又 早晨鼻红大出，温邪少解，热势亦减，舌苔渐转润泽，惟口燥而渴。血去津液益少，宜养荣清燥法，以内解之。

鲜生地二两 鲜霍斛五钱 元参三钱 炒山栀三钱 连翘壳一钱 天花粉三钱 瓜蒌仁五钱 生甘草五分 象贝二钱

17.4 又 春温一候，热渴虽减，而终未解，舌苔渐觉灰干，饮食恶心，惧其邪蕴津涸，脉软无力，仍在险途，仿复脉去姜桂法加减。

北沙参五钱 麦冬肉二钱 细生地五钱 火麻仁三钱 炙甘草五分 天花粉三钱 竹茹一钱，姜汁炒 枳实汁三分 藿香梗八分 佩兰叶五片 送清宁丸三钱

17.5 又 便通汗透，温邪已清，惟胃气未复，尚有余热滞于气分。舌微黄，右关细数，尚须清调数剂可愈。

北沙参三钱 麦冬肉一钱五分 白扁豆一钱五分 陈皮一钱 茯苓三钱 瓜蒌皮二钱 稽豆皮一钱五分 砂仁壳一钱 炙甘草五分 佩兰叶二片

问：春温一证，其时染者极多极凶，往往服犀角羚羊角死者无算，岂此证不可过于寒凉软？何吾苏时医，奉此为神剂也。

曰：经云：冬伤于寒，春必病温。但寒久化热，不比伤寒，必须温散，自以清解为是，盖伤寒由外传里，

仍用外解。温邪由内而发，必须内解。伤寒宜治表，有一分表证，仍宜表之，故下不厌迟。温邪宜治里，有一分下证，即宜下之，故下不厌早。伤寒由太阳始传少阳阳明，温邪一起即在募原。经所谓膻中，即心包是也。故发热头痛虽同，而舌苔口渴则异。吴又可达原饮虽佳，须防过燥劫阴，尚非妥法，总以清疏救液为主。夫温邪内蕴，已近心包，急用清解疏达，一到阳明，便可润下，庶不伤阴。羚羊虽清散之品，性不滋润，未能和阴。犀角则香开心窍，引邪入室，必至神昏呓语，津涸劫阴。其热益甚，又不敢急用攻下，徒求救于方，诸水金汁，有何希冀耶。至牛黄清心丸、至宝丹，尤属隔靴搔痒，竟无不死之理。然此等议论，虽皆本前贤，并非杜撰。假此好异鸣高，无如时俗相衍成习，病者治者，舍此别无他法。即亲友探病，亦咸云非此不可。呜呼，甘就死地而不悔，虽曰人事，岂非天命乎！

18. 王蔼亭 砚香子

18.1 脉数浮无力，足冷身热，头右偏痛。胸悗气逆，风温郁于阳明。急宜清解，得汗而愈，不致传经延绵为幸。

葛根一钱　黄芩七分，酒炒　川芎五分，酒炒　黄甘菊一钱　西党参三钱　苏叶七分　茯苓三钱　炙甘草五分　制半

夏一钱五分　陈皮一钱　防风一钱　佩兰叶三片

18.2　又　得汗衄表邪已解，可无传里之虞，右脉尚未平静，额上余热未退，仍用和中清热法。

北沙参三钱　鲜霍斛三钱　葛根五分　麦冬肉一钱五分　制半夏一钱五分　陈皮一钱　茯苓三钱　藿香梗五分　前胡五分　桑叶一钱

18.3　又　温邪全解，头痛身热已愈，惟目眦微黄多泪，饮汤不适，小便短少。皆由血热夹湿之故，法宜清胃化湿少佐和营，防其鼻衄再至。

瓜蒌皮三钱　川贝母一钱五分　青蒿一钱　炒白芍一钱　赤苓一钱五分　炒薏米三钱　甘草梢五分　细生地三钱　茯神一钱五分　米炒桑叶一钱

18.4　又　鼻红复至，自觉火气上升，稍有渴意，宜清肺和阴法。

鲜生地七钱　炒黄芩一钱　暹逻犀角三分　鲜霍斛三钱　炒赤芍一钱　炒丹皮一钱五分　白茅花灰一钱　茯苓三钱　活水芦根一两　煎汤代水。

18.5　又　右脉亦平，气分虚热已退。但汗衄之后，最宜清淡滋味，以复胃气。

原生地三钱　炒怀山药二钱　茯苓三钱　泽泻一钱　粉丹皮一钱五分　鲜霍斛三钱　陈皮一钱　生甘草五分　佩兰叶二片

18.6　又　脉平无力，病后神气不复，尚宜静养数

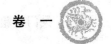

日，多服补中益气，照薛氏加减法。

炙黄芪一钱五分，黄芩七分煎汤炒　陈皮白一钱　怀山药二钱　归身一钱五分，醋炒　西党参三钱　炙甘草五分　茯苓三钱　原生地三钱　米炒桑叶一钱　白花百合四钱　煎汤代水。

问：春温鼻衄与李木作证同，何以彼只清润内解，此则始用清疏，既而化湿，及鼻衄再至，仍用犀角地黄汤平之，随用清补收功，多此转折也？

曰：此又藜藿膏粱之别矣。春温本由内蕴，藜藿者，素无滋腻，但须清润养津，便可内解。膏粱者，湿热本多，即清疏外解，湿热究难清净。故表证痊愈，仍有目黄、溲少、饮汤不适等证，迨清胃化湿。营分稍和，血中郁热，又复因衄而泄，火气渐升势，不得不用犀角地黄汤清之，仍从外解也。至汗衄之后，气分已伤，自当用清补以调治，此等病证，总宜临证参变，断难执一也。

19. 蔡　石门

19.1　右脉弦大，按之却又沉滞，五更泄泻。昔人责之肾虚，今痛而泻，泻则痛止。正《内经》所谓"痛随利减"，为积滞也。且小便短赤而热，面色红中带黄，其为湿热久积无疑。痛无补法，此证是也。

制苍术一钱　茯苓二钱　猪苓一钱五分，桂枝汤炒　泽泻一钱　大白芍二钱，生炒各半　炙甘草五分　飞滑石三钱　厚朴六分，姜汁炒　生薏米三钱

19.2　又　昨服分利之剂，痛泻大减，脉象颇平，但嫌过沉，春令木宜条达。久郁益来克土，不可不防，拟土中疏木法。

大白芍二钱，生炒各半　甘草一钱，生炙各半　宣木瓜一钱，酒炒　郁金五分　冬术一钱，土炒　茯苓三钱　生益智仁一钱　生南楂七分　生谷芽一两　煎汤代水。

19.3　又　右关较初春稍平，按之终不免细数。此胃阳少复，脾阴久伤。故泄泻之后，仍有积瘀。现跗肿舌垢，饮食非沸热不可。究系上虚寒，而下湿热。先用温脾利湿一法。

土炒冬术一钱五分　淡干姜五分　炙甘草三分　制黑附子四分　上猺桂四分　茯苓二钱　猪苓一钱，麸炒　泽泻一钱，盐水炒　荜澄茄七分　炒桑枝三钱

19.4　又　脉虽沉，而数稍解，便溏虽减未止。思上寒下热之证，调治颇难，今用煎丸分治法。

炒松熟地四钱，沉香三分，磨汁拌入　冬术一钱五分，土炒　炒黑干姜五分　怀山药三钱　石莲肉一钱，炒黑　茯苓二钱　新会皮一钱　炙甘草五分　干荷叶三钱　陈仓米二钱

丸方

川连一钱，酒炒　紫厚朴七分，姜汁炒　椿根白皮三钱

广木香—钱，煨　制附子五分　上猺桂三分　茯苓二钱　泽泻—钱　生白芍二钱

上药治末，黑枣肉一两，同捣为丸，每服三钱，即以煎药送下。

19.5 又　脉证神情俱渐向安，惟五更一次，终不能免寅卯，系木旺之时，乘旺克土，与肾虚泄泻不同，照前方加土中泻木法。

大熟地五钱，砂仁炒　冬术—钱五分，土炒　白芍—钱五分，桂酒炒　怀山药三钱　炒黑干姜四分　宣木瓜—钱　生薏米三钱　煨葛根四分　炙升麻三分　干荷叶三钱　陈仓米二钱

丸方

大熟地三两，砂仁炒　土炒冬术—两　炒怀山药二两　川连三钱，酒炒　茯苓皮二两　紫厚朴八钱，姜汁炒　炒黑干姜五钱　制黑附子五钱　广木香八钱，到　上猺桂三钱，到　大白芍—两，酒炒　宣木瓜—两　金银花炭—两　椿根白皮—两　荷叶灰—两　煨肉果五钱

上药治末先用黑枣肉四两，煨烂连汁捣丸，每早晚淡盐开水送三钱。

问：五更泄泻，年过六旬，治以四神固下，似乎无误。今始用分消，既而培土抑木，竟得奏效，何也？

曰：医者意也，五更泄泻，自是火不生土。今痛随利减，小便短赤，右尺不见败象，中有积滞无疑。且寅

卯为木旺之时，肝强脾弱益显，四神固下，非但不能去积，并助肝邪，焉能见效耶？虚实之间不可不辨。

20. 毕　盛家浜

20.1　脉象细数，左关稍弦，阴虚阳越之证。失血后燥剂助火，咳呛黄痰极多，入夜更甚。溲赤而短，内热未清。法宜育阴清上为治。

原生地三钱　细木通一钱　炒黑牛膝六分　北沙参三钱　麦冬肉一钱五分　炒归须一钱五分　瓜蒌皮一钱五分　怀山药一钱五分　炙甘草五分　米炒桑叶一钱

20.2　又　照前方去木通，加白花百合三钱，瓦上焙，蜜拌款冬花一钱，茯神三钱。

20.3　又　脉见浮数，按之无力。阴分虚，而内热不清。故夜卧则气冲而上，咳痰浓黄，小溲赤短。宜清脾阴虚热，佐以镇纳为治。

怀山药三钱　粉丹皮一钱　茯神三钱　大熟地四钱，砂仁炒　炙龟板三钱　牛膝一钱五分　炒丹参二钱　川贝母一钱，米炒　生甘草五分　沉香三分，磨汁冲

20.4　又　脉象浮数稍减，镇纳已有小效。但肢战气逆，胃阳受伤。昔贤评血后以胃药收功，遵而行之。

北沙参三钱　怀山药三钱　稽豆皮一钱　白扁豆一钱五分　熟地炭五钱　赤苓一钱　川石斛三钱　炙龟板三钱　炒

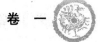

牛膝—钱　橘白—钱　北五味二十粒,蒸　生甘草五分　轻
铅三钱

20.5　又　脉象颇平,但嫌少力。正合病后之脉,
气虚行动则喘,小便究不能清。此属余热伤气,不能归
原之故,煎剂不利于胃,未可久服。宜用丸药缓调久服
自愈,不可心焦,反生虚火,切切每日空心淡盐开
水送。

八仙长寿丸三钱渐加至五钱,忌一切飞升助火
等物。

问:此证与新阳汪氏相同,彼则补土生金,此则育
阴清上,治法又似不同,何也?

曰:汪因苦寒伤胃,故补土生金。此人以燥剂劫
阴,故育阴养胃,其实皆胃药收功也。

21. 徐妪　西山

21.1　脉象沉缓而涩,湿积久而化热。脾胃两伤,
泄泻之后,转为肠红,阴络已伤,兼右胁连脘作痛,胃
纳渐减。法宜和脾胃,利湿热为治。

白术炭—钱　归身—钱五分,炒黑　稽豆皮—钱,炒黑
炒黑白芍—钱　荆芥穗灰五分　炙黑甘草五分　茯苓皮三钱
炙荷叶灰—钱　炒黑枣皮—钱　橘叶十片

21.2　又　脉涩稍解而沉缓如故,思脾络属太阴之

脏，调治难骤见功，今煎丸并用，似乎可效。

炙黄芪二钱　西党参三钱　蜜炙升麻四分　陈皮白一钱
归身一钱五分，炒黑　于术一钱五分，炒黑　炙甘草五分　地榆
炭一钱　侧柏叶灰七分　橘叶十片

煎好送黑归脾丸三钱。

21.3 又　照前方加炒黑桑叶一钱，炒枯熟地三钱。

21.4 又　左脉极平，右脉尚嫌虚数。此血分已和，气分未能升举，故便血终未全止，再用升阳和阴一法。

人参五分　炙黄芪一钱　土炒于术一钱　归身一钱五分，
炒黑　蜜炙升麻五分　炙黑甘草五分　地榆炭一钱五分　熟
地炭四钱　白芍一钱五分　陈皮白一钱　槐米炭一钱五分　橘
叶十片

丸方

西党参四两　炙黑黄芪二两　焦于术一两五钱　大熟地
三两，砂仁炒　大白芍一两五钱，炒黑　炒黑归身三两　煨葛
根一两五钱　地榆炭一两五钱　槐米炭一两五钱　侧柏叶灰八
钱　干荷叶灰二两　米炒桑叶三两　炒黑芝麻三两　制半
夏一两五钱　陈皮白八钱　茯苓三两　炙甘草五钱　川石斛
三两

上药治末，炼蜜为丸，桐子大。每空心开水送四钱。

问：此证似与通和坊王证相同，治法稍变，何也？

曰：此妇饮酒多湿，且系暴病。不比前证，八年之久，元气下陷。故先为分利，后用升补。病有缓急，体有虚弱。此间进退出入，全在审证分辨，岂可执一耶。

22. 朱　陈墓，十三岁

22.1　脉见沉弱，右手尤甚。疟发三日，风邪积于阴分，非补中益气汤不可。

西党参三钱　炙黄芪一钱五分　焦白术一钱　炙甘草五分　陈皮一钱　归身一钱　炙升麻三分　柴胡三分　炒黄芩一钱　生姜一片　大枣二枚

22.2　又　疟虽止，而脉未静，再照前方服两剂。

问：疟发三阴，治之匪易。今数剂痊愈，何其神也？

曰：此即藜藿膏粱之辨矣。村舍成童，肠胃素无腻滞，不过下焦过受风寒，交夏发出补中升散，已无余邪。此证若在膏粱之家，平日奉养太过，肠胃不清，兼以劳心好内。水火两亏，暑湿风寒，恋恋阴分。且服药多参已见，欲速不达，不受戒忌。又惑于人言，视温补如鸩毒，倚清疏为神丹。此病愈治而愈深，竟有延至二三年者。或先天未亏，尚得平复，否即元气败而死矣，哀哉。

《吴门治验录》 卷二

如皋顾金寿晓澜甫　著

门人　徐玉书作梅氏

　　　黄　鹤云客氏

　　　沈　焘可舟氏　同校

男　庆鸿吉人氏

23. 常六世兄　方伯第二郎

23.1　面红目赤，身热不扬，呓语欲狂，瘛疭不定七日，眼不能合，足冷舌白而滑，小便涓滴俱无。服清暑凉剂，烦躁愈增，汗不能出，脉象浮洪，重按不能应指。此盛暑房后贪凉所致，已现拒阳证象，恐其阳越而脱，急用温下托汗法。

大熟地一两，炒枯　炒黑干姜三钱　制附子一钱五分
炒牛膝一钱五分　茯神三钱　车前子一钱五分

和入童便一小杯，冰水调匀凉服。

23.2　又　昨服理阴煎加减，至二鼓竟得安睡，周身微汗，神志少清。自述头痛如烙，口渴索饮，身体炽

热，胸悗兼胀。脉形已敛，右关独见洪实，舌苔黄厚而干，此阴寒既去，暑湿夹食之证已现。急用凉膈散加减。

连翘三钱　生军三钱　炒栀子三钱　黄芩一钱五分　生石膏五钱　枳实一钱　槟榔二钱　飞滑石三钱　生甘草五分薄荷五分　竹叶十片

二剂先服一剂，得便即止后剂。

23.3　又　昨进初剂，脘中微痛，气欲下行，虽未即便，头痛身热顿止。二进后一时许，腹中大痛，二便齐下，多而且畅。胸宽思食，进粥一盂，倦怠欲睡，晨醒汗出周遍，病已豁然，但觉神弱倦甚，脉平而软，自应少扶正气。

人参一钱，另煎冲　大麦冬一钱五分　瓜蒌皮二钱，米炒炒生地三钱　白扁豆三钱　茯苓三钱　炒薏米三钱　橘白五分　炙甘草五分

五剂后可停煎剂，饮食清淡自安。

问：此证状如中暑，凶险已极。诸医剂用清凉亦是，无伐天和之意。今独以附子理阴得效，随又用凉膈通腑而愈，何也？

曰：轻年好内之人，盛暑最多阴证。彼自恃强壮，毫无顾忌，日间饮酒食炙，胃中湿热已聚，加以入房之后，恶热露宿，故见此证。又复饮以凉剂，正是雪上加霜。虽在盛暑，脉洪而软，舌白而滑，足冷无汗，格阳

名医译解其壶事

之势已现，非姜附理阴不可。然佐以童便引之直下，和以冰水防其拒格，即冷香饮子意也。迨阴寒既消，暑湿夹食之证方出。北人内燥，若不即用凉膈扫荡，又恐邪热劫津，致变他证。仍防病重药轻，二剂继进所谓兵贵神速也。病去既速，正气尚不大伤，只需人参养胃加减调之足矣。至于甫用理阴即改凉膈，似乎自相矛盾，不知随机应变。古人此法甚多，余不过依样葫芦而已。若徒执持不变，以自护其两歧之迹，竟至误人身命。其罪可胜道欤，愿明眼者识之。

24. 常尚氏　方伯第三媳

24.1　脉象洪搏，手足振掉如狂。发时目瞪声高，口中喇喇，大言能知户外人事，移时始定，朱符满壁，药饵乱投，毫无应效。此肝胆素虚，又遭惊恐魂越之证，急用加减服蛮煎。

人参七分　大生地七钱　朱拌茯神五钱　石菖蒲五分，朱拌　粉丹皮一钱五分　天竺黄一钱　鬼臼一钱五分　青花龙骨五钱　石决明一两，盐煮　生铁落一两　煎汤代水。

24.2　又　服药三日，狂厥已定，饮食渐进，脉象稍平，仍照前方去铁落，加醋煅灵磁石三钱。

24.3　又　病愈十余日，偶因思归悲伤，前疾又复大发。脉象乍大乍小，情智时清时昏。病来如狂，病去欲脱，已现正虚祟附之状，再用前方送大杀鬼丸四钱。

大杀鬼丸方

虎头骨三两　藜芦一两,去芦　鬼臼一两　天雄一两
皂角一两,去皮子　透明雄黄一两　桃木屑一合,酒浸

右为细末，炼蜜为丸，朱砂金箔为衣。

24.4　又　病退脉平而软，卧不能起，粥糜稍进。
自应大扶正气，稍佐驱邪为是，仍照前方加

人参一钱　炙黄芪一钱五分　焦于术一钱

煎好仍送大杀鬼丸三钱。

丸方

即照前方加八珍汤为丸，每空心服四钱，常服。

问：此证显系邪祟，诸医皆不敢下剂，惟求祈禳驱
逐。今出入服蛮煎而愈，何也？

曰：此妇年轻初嫁，胆怯心虚。偶遭惊恐，肝火夹
风上炎，魂不能藏，飞越于外，故有前证。经云：邪之
所凑，其正必虚。服蛮煎，药虽平淡，能扶正化邪，用
之颇有殊效。惜伊病后懒于调治，再加郁怒伤肝，正虚
邪恋，愈发愈重。脉见乍大乍小，所谓祟由虚召也。即
用大杀鬼丸，仍以服蛮煎送之。俾正扶邪去，自然平
复，若此中少有冤业纠缠，岂草根树皮所能解脱。往余
视三多桥南某姓反胃证，服药颇效，食渐能进，一夜忽
用手自捻其喉，所食皆出，自此水点不能入腹。再诊其
脉，见乍大乍小之象，知其正虚祟附，亦欲用大杀鬼

丸。方落笔，肘后似有人扳掣者，再不觉骇然。细询伊家童始知，此人妻以正言触怒，痛遭挞辱，七日不食而死，尚未满年，故口中有不使得食等语。余宿不信邪祟，至此颇觉寒毛凛凛，托言证重，无方而出，后闻其不数日而逝。呜呼，怨毒之与人甚矣哉，果报匪遥人可不自知检束耶。

25. 宋 马路上，十岁

25.1 身热神倦不语，蜷卧奄奄一息，不能转侧。冷汗时出，脉见虚大。虽在幼童，已见虚脱之象。急宜大补气血，切勿再治外邪。

上党参八钱　大熟地八钱，炒松　蒸于术一钱五分　白归身一钱五分，酒洗　炒白芍一钱五分　大麦冬一钱五分　茯神三钱　北五味二分

25.2 又　服药后，神清气爽，热退汗出，索粥频频，已能起坐。脉形渐敛，再照前方加龟板三钱。

25.3 又　精神如初，已可出外行走，惟出痘时，调治失宜，胸高背耸，已成损证。丸方仿天真大造加减。

问：此证诸医束手，咸云欲使回春，非仙丹不可。今药投数剂，居然起死回生，得毋别有秘授耶？

曰：此子素有痰证，气血本亏，偶染时邪，治者俱

执体属纯阳，尽情凉散，故见此状。急用气血两调，大剂连下。究系童年七情未动，故得效神速。仍遵《内经》治病必求其本，并非秘授也。同时，有某童，脉证无二，疑余用补太过，仍投清散，二日即毙。相提并论，此子亦不幸中之幸矣。

26. 金 十全街

26.1 右脉虚弦，气分较血分更亏，右偏筋惕，自头至足，五更后酸麻尤甚。此偏风暗动，风能烁血，故有口干目涩，右手足不用等证。急宜补气和血散风，庶免偏枯重证。

炙黄芪一钱五分　焦白术一钱　桂枝木五分，酒炒　当归须一钱五分　大白芍一钱　炙甘草五分　防风一钱　明天麻五分，煨　原生地三钱　酒炒桑枝一两　煎汤代水。

26.2 又　脉弦稍和，右脉稍起。左臂亦痛，偏风串散之兆。欲咳不畅，风痰郁于肺部。经云：火郁则发之，又云：在上者因而越之。自应温散上焦，能咳畅痰出更妙。

炙黄芪一钱五分　防风一钱　杏仁三钱　桂枝四分，酒炒　归须一钱五分　苏叶一钱　郁金五分　桔梗五分　炙甘草五分　酒炒桑枝一两　煎汤代水。

26.3 又　脉象渐平，惟左寸尚嫌浮滑，已有风痰外发之意。但咳痰不畅，仍照前法加减。

南沙参三钱　橘红一钱　生黄芪一钱五分　冬桑叶一钱
归须一钱五分　瓜蒌皮一钱五分　赤苓三钱　宣木瓜一钱，酒
炒　杏仁三钱　蜜炙枇杷叶三钱

26.4　又　左脉渐和，右脉尚嫌稍滑，咳嗽有痰，
自是风邪外达。现当春分节气，自应培补肺气为主。

生黄芪一钱　肥玉竹三钱　西党参三钱　蜜炙橘红一钱
归身一钱五分　宣木瓜一钱，酒炒　茯苓三钱　炙甘草五分
酒炒桑枝四钱

丸方

西党参三两　北沙参三两　炙黄芪二两　肥玉竹四两
炒白术一两五钱　制半夏一两五钱　陈皮一两　橘络二两，酒
炒　归须三两，酒炒　大白芍一两，酒炒　桂枝五钱，酒炒　桑
枝五两，酒炒　丝瓜络二两，酒炒　宣木瓜一两五钱，酒炒　原
生地五两　麦冬肉二两　炙甘草一两

上药治末，炼蜜为丸，如桐子大，每空心开水送三
四钱。

问：风为百病之长，疾行多变，调治极难。今药无
数剂竟得安然，何神效乃尔？

曰：此人究外受风邪，因气虚血滞，不能外达。先
与调和气血，使风邪从上焦达出，其证自愈。不比将息
失宜，内风大动，最难收拾。经云：不治已病治未病，
此类是也。

27. 袁 湖州

27.1 左寸虚滑，右关沉弱。此由惊恐思虑，三阴俱伤，痰火郁结。故神情恍惚，不能自主，不知饥饱，已渐成怔忡健忘重证。急宜静养少言，再服心脾两调之剂可愈。

朱拌茯神三钱 远志肉一钱五分，甘草水浸 石菖蒲三分，朱拌 炒丹参二钱 陈皮一钱 制半夏一钱五分 真琥珀五分 煅龙齿二钱 生甘草五分 合欢皮五钱 煎汤代水。

27.2 又 昨用心脾两调之法，右关稍起，左寸微平，舌苔虽减，尚嫌白腻。中宫痰火，郁结未开，再照昨法加减。

瓜蒌皮三钱 薤白一钱，酒洗 朱拌茯神四钱 远志肉一钱五分，甘草水浸 石菖蒲三分，朱拌 制半夏一钱五分 陈皮一钱 生甘草七分 石决明五钱 合欢皮五钱 煎汤代水。

27.3 又 脉象舌苔，俱渐有退意，自觉膈中不能开爽。膈中为心包地步，《内经》所谓，膻中为好乐之官是也。痰火为惊气所结，自应宜豁为治，务须寻乐散心，服药更能速效。

郁金七分 连翘一钱，鸭血拌 朱拌茯神四钱 瓜蒌皮三钱 川贝母二钱 草决明一钱五分 石菖蒲五分 青花龙

骨三钱　生甘草五分　建兰叶二片　合欢皮五钱

27.4　又　脉象渐松，舌苔稍清，惟心中仍未能开豁。自述大便带血，色见红紫，此心包瘀积少通，趁此再为清疏咸降，倘能从此泻去，最是捷径，总宜宽心调摄为妙。

大生地三钱　茯神五钱，朱拌　连翘一钱五分，鸭血拌　旋覆花一钱五分，蜜拌　紫降香三分，磨汁　生甘草五分　川贝母二钱　瓜蒌皮三钱　金针菜五钱　合欢皮五钱　煎汤代水。

27.5　又　诸象渐减，病势已有转机。惟心神恍惚，不能自主。一时火升，便觉坐卧不宁，皆属神志之病。心相二火，时升时降，再照前方加减。

原生地五钱　粉丹皮一钱五分　朱拌茯神三钱　连翘一钱五分，鸭血拌　陈胆星三分　石菖蒲三分，朱拌　泽泻一钱五分　瓜蒌皮四钱　合欢皮五钱　金萱花五钱　生甘草五分　飞金五张

丸方

茯神一两　麦冬肉一两　远志五钱，甘草水浸　陈皮三钱　大枣二两，煮烂　煅磁石一钱

上药为末，枣肉同捣为丸，如龙眼核大，朱砂为衣，不时口嚼一丸开水下。

27.6　又　脉象颇平，舌苔渐化，病已减去六分，惟心包痰火未清，胃气未复，又不能在苏静养。计惟定

方，常服附以加减进退之法。再将前制丸药，不时含化，可保无虞。

大生地五钱　粉丹皮一钱五分　朱拌茯神三钱　制半夏一钱五分　陈皮一钱　石菖蒲三分，朱拌　生甘草五分　砂仁五分　焦术炭一钱　合欢皮五钱　金萱花五钱　连翘一钱，鸭血拌　飞金五张

27.7　加减进退法，倘有外感风寒，照方去生地、连翘壳加姜三片，枣二枚。

风热加薄荷五分，桑叶一钱。

气恼照方去焦术，加青皮五分，老苏梗一钱。

惊恐照方加龙骨二钱，陈胆星五分。

劳瘁照方去生地，加熟地四钱，砂仁炒松、西党参四钱。

饮食饥饱伤，照方加神曲二钱，焦谷芽二钱。

问：此证颇类失荣，闻已药投百剂。攻补温凉，如水泼石。今独宣郁安神，病已减半，又预为进退加减，俾得安然办公。岂前此之药均未中病耶？

曰：病起七情，不比外感易治。此证似虚非虚，似实非实，补之则痰火愈结，攻之则气血益亏。用温恐虚火易升，用凉防胃阳更败。计惟宣郁安神，庶几无弊。遇此等证，不求有功，先求无过，无过则功自至矣。

28. 费　望信桥

28.1　脉象左见洪弦而大，此由心力两劳，血虚风动，偏中于左。并非外受风邪，故左半身不遂。已成偏枯重证，急用养营活络一法，务须静养观空，方可冀其就痊。

大熟地六钱，砂仁炒　全当归三钱　桂枝木五分，酒洗　羌活七分，酒炒　独活七分，酒炒　桑枝三钱，酒炒　宣木瓜一钱五分，酒炒　川牛膝一钱，酒炒　生薏米五钱　酒炒丝瓜络二钱

28.2　又　照前方去羌活加桑枝二钱，沉香二分，磨汁。

煎好化大活络丹一丸。

28.3　又　左脉弦象少解，洪大仍旧，左偏，手足渐有活动之意。惟手指麻而不用，仍照前方加减。

大熟地八钱，砂仁炒　黄芪尖一钱五分　当归须五钱，酒洗　桂枝木五分　桑枝尖五钱，酒炒　宣木瓜一钱五分，酒洗　蒸冬术一钱五分　川石斛三钱　川牛膝一钱　丝瓜络三钱，酒炒　生薏米五钱

化大活络丹一丸。

28.4　又　照前方加茯苓三钱，空心淡盐开水送虎潜丸三钱

28.5　又　脉象稍和，仍嫌洪大，按之少力，手足

虽渐活动，左偏无力，而舌上似有芒壳，食入味不香甜，此脾肾两虚之候，宜河间饮子加减。

大熟地一两五钱　巴戟肉三钱，酒浸　肉苁蓉二钱，酒浸　制附子一钱　桂枝七分　茯苓三钱　川石斛六钱　大麦冬二钱　北五味十四粒　蒸冬术三钱　炙黄芪三钱　炙羊胫骨一两　酒炒桑枝一两

煎汤代水，和入党参膏三钱。

28.6 又　左脉颇平，右脉稍数，足可行而少力，手不能运，前三指常麻不仁。固应养血温经，尤宜健脾补气，多服自愈。

炙黄芪五钱　大熟地一两五钱，砂仁炒　土炒冬术三钱　制附子一钱五分　桂枝一钱，酒炒　淡干姜一钱　茯苓三钱　丝瓜络三钱，酒炒　桑枝二两，酒炒　归身三钱，酒炒　宣木瓜二钱，酒炒　炙甘草五分　炙羊胫骨一两　和入党参膏五钱

28.7 又　脉渐平，证渐愈，可以丸药调治矣。

丸方

炙黄芪三两　大熟地六两　土炒冬术二两　制黑附子一两　桂枝一两，酒炒　制半夏一两五钱　片姜黄一两五钱，酒炒　新会皮一两五钱　炒薏米六两　归身三两，酒洗　大白芍二两，酒炒　宣木瓜二两，酒炒　桑枝六两，酒炒　炙羊胫骨四两

上药熬浓汁，溶入党参膏三两，陈阿胶二两为膏，

即将药滓治末，同捣丸如桐子大，每空心淡盐开水送四钱，临卧陈酒下二钱。

29. 朱 西汇

29.1 脉象沉细微数，左手尤甚，证由心营过虚肝无血养，内风暗动，发为左半身不遂，能食不寐，脚步尚能勉动。手肘足膝无力，犹可调治。昔人以左偏为血虚，但养血必须活络熄风方可奏效，仿河间饮子法。

大熟地一两　川石斛八钱　巴戟肉六钱　归身五钱,酒洗　炙龟板八钱　白芍三钱,酒炒　阿胶二钱,蛤粉炒　川桂枝一钱,酒洗　片姜黄一钱,酒洗　丝瓜络五钱,酒炒　桑枝五钱,鸭血拌　朱拌茯神二两　炒酸枣仁二两

先煎汤代水，后入前药，煎十数沸即去滓收浓，临卧时温服。

29.2 又　左脉渐平，左臂有汗，服药渐能得寐，皆通络养营之效。此证左偏不遂，皆由操劳太过，营血大亏所致，再照前方加减，可以常服，务宜宁心静养为妙。

大熟地一两　川石斛八钱　巴戟肉六钱　归身五钱,酒洗　白芍三钱,酒炒　炙龟板八钱　阿胶二钱,蛤粉炒　片姜黄一钱五分　桑枝三钱,酒炒　大麦冬一钱五分　炒山栀一钱五分　牛膝二钱,酒炒　朱拌茯神二两　炒枣仁二两　如前煎法。

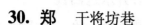

30. 郑　干将坊巷

30.1　脉象沉缓，风湿久积于血分，常有左半身麻木等证。去冬服药而止，现交夏至节气，渐又举发，仍宜养血祛风为治。

大熟地六钱，砂仁炒　当归三钱，炒　白芍一钱五分，炒
川芎五分，酒炒　阿胶一钱五分，蛤粉炒　秦艽一钱五分，酒炒
防风一钱五分　木瓜一钱五分，酒炒　牛膝一钱五分，酒炒　生
薏米一两　炒桑枝一两　煎汤代水。

30.2　又　昨用养血熄风，脉象颇起，但嫌洪大，大近于虚洪，则兼浮。惧其风动，且左半身麻木每日仍有数次，急用镇纳法。

大熟地八钱，砂仁炒　甘枸杞三钱，炒黑　巴戟肉一钱五
分，酒洗　川石斛五钱　池菊炭三钱　炙龟板五钱　牛膝一钱
五分，炒黑　怀山药三钱　茯苓三钱　盐煮石决明一两

30.3　又　照前方加陈皮一钱五分，生薏米五钱。

丸方

大熟地八两，砂仁炒　甘枸杞三两，炒黑　巴戟肉一两五
钱　川石斛五两　池菊炭三两　炙龟板四两　炙黄芪三两
上党参六两　蒸于术三两　牛膝一两五钱，炒黑　制半夏二两
陈皮一两五钱　茯苓三两　泽泻一两五钱　桑枝四两，酒炒
石决明三两，盐煮　丝瓜络三两

上药治末，蜜丸桐子大，每空心开水送四钱。

问：前三证已属偏枯类中，时师皆辞不治，今俱调理而愈，岂治者均不得其法欤？

曰：经云：风者百病之长，善行而数变。故客于脏腑之俞，则为偏风。又云：虚邪偏客于身其入深，营卫稍衰，则真气去，邪气独留，发为偏枯，即是中腑证，名曰风痱。身无痛处，偏不为用。言不变，志不乱。病在分腠之间，益其不足，损其有余，乃可复也。后贤分左偏属血分，右偏属气分，其实皆类中也。东垣主虚，诚为合论。河间主火，丹溪主痰，其言各殊，而不知惟其虚也，故无根之火发焉。惟其虚也，故逆上之痰生焉。东垣举其本，河间、丹溪道其标，似异而实同也。故河间亦有地黄引子，丹溪亦用育阴潜阳，东垣则补中益气等汤，全从中气调治。盖惟中气虚愈，故虚风内煽，见于四末耳。全在临证者，灵机活法，不执一论，自然药到病除。即如费证，脉见洪弦而大，知其血虚风动，偏中于左。始用养营活络等法，既进育阴潜阳。迨手足渐活而无力，知为脾肾两虚，用河间饮子加减。脉见左平右数，但觉指麻不仁。又复健脾补气，盖取其气能统血之意。幸能痊愈，仍不外河间、丹溪、东垣法也。若朱则肝无血养，不过左偏手足无力，尚能强步，故始终用河间引子加减而愈。郑证则风湿积于血分，左半身麻木，尚未至于偏枯。故始终用养血祛风，佐以化痰利湿而愈。

三证俱在左偏，只费证稍重，余尚所中不深，又系藜藿之身，尚能保养信药，故得收全功。若膏粱之家，任性乖张，不明医药，未见有能愈者也。余常治右偏类中数人，宜用前法，以中气为主，服药未尝不效。无如稍愈，即饮酒入房，妄用心机，毫无顾忌，遂至再发而逝。或云：中右为真气已绝，较中左更深，似亦理之有诸。

31. 唐璞斋 庙堂巷

31.1 两脉沉涩，尺尤少力，见色流精，不能健举。年近四旬，子女信杳。此先天不足，更兼操劳过耗，精气不固，法宜丸药培补。

丸方

何首乌八两，竹刀刮去皮，赤白各半，黑豆同蒸九次 白茯苓四两，人乳拌晒 牛膝二两，酒浸同首乌第七次蒸至第九次 归身四两，酒洗 枸杞子四两，酒浸 菟丝子四两，酒浸蒸 破故纸二两，黑芝麻炒 川续断二两，盐水炒 车前子二两 蒸五味二两，去核 白蒺藜二两，去刺 芡实四两

上药治末用羊腰子十个，猪脊髓十条煮烂，捣丸如桐子大，每空心淡盐开水送四钱。

再每逢入房之期，先用鹿阴蒸熟，切片，陈酒送四五钱，饮勿过醉。

问：种子俱用温药壮阳，前此调治亦遵古法，竟如

名医详解其壶事

石投大海。今用美髯丹加减而效，且得生男，何也？

曰：种子过用壮阳燥剂，是房中术，非毓麟法也。男子当壮年不能遂欲，固由先天精气不充，亦因心相两火虚而易动，肾水又无所熬恋，故易于疏泄。徒壮相火，肾水被劫，气愈不能坚固矣。譬之灯火不明，添油乎，加火乎？此间自有至理。必须温养水中之火，加以血肉有情者填补精髓。俾精充生气，气固聚精，自无不效之理。经云：不足者补之，此类是也。易云：男女媾精，万物化生，本属自然妙理。试观禽兽交合有时，暨男女私情暗合，无不一发即中，非精充情动之验欤。若居平不知保养，交合不按经期，徒求助于金石，取快一时。吾恐去生已远，尚安望生生不已耶，悲夫！

32. 江莪亭　马路上

32.1　脉见浮洪带弦，按之无力，右耳后红肿不坚。上连太阳，下牵肩臂，痛无停时，昼夜叫号，寝食俱废，大便数日不行。此由阴虚阳越，风热发于阳明，非疮非疯。法宜育阴通降。

生首乌八钱，竹刀去皮　肥牛膝一钱五分　鲜生地一两　炙龟板五钱　池菊炭一钱五分　茯苓三钱　土贝母三钱　瓜蒌仁三钱　甘草人中黄五分　鲜菊叶七片，捣烂同煎。

32.2　又　肿消痛止，大便已行。寝食渐复，脉形亦敛，仍不大有力。照前方去人中黄、土贝母、瓜蒌仁，加归身三钱，白芍二钱，炒薏米三钱，鲜生地换原生地五钱。

问：此证或云疬风丹毒，或云耳后发颐，内攻外消，肿痛愈甚。今只用育阴潜阳法，二剂平复，数剂收功，何也？

曰：红肿不坚非外证，可知散风攻毒，皆用燥剂。年过六旬，血分不足，偶感阳明风热。愈燥愈虚，故大便不行，浊气上蒙清窍，肿痛益增，用育阴潜阳法，佐以清润，下腑一通，肿痛自然立止。经云：病在上者，引之使下。又云：六腑以通为补，即此法也。要皆由脉浮无力见之。

33. 朱　休宁，寓李市典

33.1　脉象沉细已极，按之却又数而不平。证由暑湿蕴伏肺胃二经，曾经痰中带血不畅，现咳吐白痰久而不已，且眼不藏精，面华无气，血分亏而虚阳外越，恐不免血冒重证，舌苔黄，姑用清营保肺为治。

肥玉竹四钱　　生白扁豆二钱　　麦冬肉一钱五分，米炒
桑叶一钱五分，米炒　　当归须一钱五分，米炒　　川石斛三钱　　茯苓三钱　　炙甘草五分　　瓜蒌皮一钱五分　　竹卷心一钱

33.2　又　脉数无力，至数不清，精神大为委顿，

据述此番吐血甚多，色带红紫。究由胃家湿热久积，阳络伤而上溢，急宜清胃散瘀可止。但血去中虚，食入气逆，最难调治。姑与八汁饮。

青皮甘蔗汁五钱　藕节汁五钱　梨汁三钱　白果汁二钱
白萝卜汁二钱　青侧柏叶汁一钱　竹沥汁三钱　生姜汁一分

八汁和匀，隔水炖热，作两次服。

33.3　又　得便火气渐降，阴分渐和，惟寅卯时咳甚。痰中仍带紫瘀，此肝旺胃弱之故。脉亦右软左数，再用平肝和胃一法，可冀咳减血止。

大生地三钱, 炒松　炒黑归身二钱　川石斛五钱　甜杏仁三钱, 去皮尖　白扁豆三钱, 去皮　蜜拌橘红一钱　炒黑桃仁一钱　炒黑侧柏叶一钱　炒栀皮一钱五分　藕节三个

33.4　又　左脉已平，痰中血止，右关尚嫌虚弦，咳时振痛。此胃血去多，胃液不充，气滞之故。再用和胃生津，清金益气一法。

北沙参三钱, 米炒　当归须一钱五分, 米炒黑　白扁豆三钱, 去皮　蜜拌橘络二钱　麦冬肉一钱五分, 米炒　瓜蒌皮一钱五分, 米炒　稽豆皮一钱五分, 米炒　水炙黑黄芪一钱　炙黑甘草三分　橘叶七片

33.5　又　照前方去黄芪、炙甘草，加甜杏仁三钱，去皮尖，五服后每晨空心开水送八仙长寿丸三钱。

问：此人初诊时，精神言谈颇觉充足，即偶尔咳痰不甚。遂断定，不免血冒，未十日果血去极多，陡然委

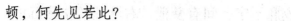

顿，何先见若此？

曰：经云：望而知之谓之神，夫人五脏六腑精神皆聚于目，有余即是不足。此人眼光太露，面色过华。望去俱如酒后浮光，非自然真气，虚阳外越，阴分大亏，已有血热妄行之兆，况脉沉而数。舌燥而黄，内热业已发动，虽曾痰中带血，数日即止，自恃壮年能食健步，更无顾忌，焉能保其血不上溢耶。

又问：血冒时，服八汁饮即定，岂八汁饮为血证之圣剂耶？

曰：八汁饮在翻胃门中，血证门并无此方。医以意会，无不可通。盖胃为多血多气之脏。倾盆累碗，皆胃有积瘀蒸热。因络伤上溢，最忌苦燥。证由阴亏内热厥势方张，又不能即投温纳。惟用甘寒诸汁，清润平和，胃既可受，虚热自平，而血止矣。且三汁五汁，劳怯门亦曾有方，独不可加以八汁耶。前徐妇药入即吐，故全用果品，以安胃为主。此又更用侧柏叶、竹沥、姜汁，以降火化痰为主，参以四生饮法也。化裁通变运用，总由匠心，岂独一八汁饮哉。

34. 沈　禅兴寺桥

34.1　中气先天本来不足，复缘诵读过勤，心火暗耗肾水，以致水不养木，木火易升，心营愈见不足。故面色浮红，夜寐不宁，间有梦泄。右脉虚，左脉沉滑。先用既济法。

茯神三钱　大生地三钱　远志一钱，甘草水浸　龟板一钱五分　龙齿一钱五分　生甘草五分　怀山药二钱，炒　南沙参二钱　合欢皮三钱

34.2　又　脉象渐和，惟两关微嫌虚滑。中气不足，肝阳易动，相火随之，心营愈耗，仍宜建中养肝，清营滋胃为治。

炙黄芪一钱五分　蒸冬术一钱　肥玉竹五钱，米炒　炙甘草五分　茯神三钱，朱拌　陈皮白一钱　生益智仁一钱　白芍一钱，桂酒炒　白蒺藜三钱，炒去刺　石决明八钱，盐煮　南枣一钱五分，去核　大麦冬一钱五分　和入饴糖三钱

34.3　又　脉象已和，但嫌少力，细参诸证，皆属中虚，脾阳不运，津液不生，以致水火不能升降，先仿归脾加减法。

炙黄芪二钱　西党参六钱　蒸冬术一钱五分　炙甘草五分　茯神三钱，朱拌　枣仁二钱，半生半炒　远志一钱，甘草水浸　炒白芍一钱　石决明一两，盐煮　桂圆肉八钱　麦冬肉二钱　煎汤代水。

34.4　又　左寸仍大，右关细弦，本属心脾之证，脾虚木乘，肝木为相火所寄，虚则苦急，此诸证所由起也。现君火司令，自应清火和脾，丸方仍用，既济加减法。

炙黄芪一钱五分，黄芩七分，煎汤再炒　怀山药二钱，炒

北沙参三钱　川石斛三钱　粉丹皮一钱五分,炒　川贝母一钱五分　炙龟板三钱　新会皮一钱　生甘草五分　鲜橘叶十片

问：诵读辛勤，心肾不交，昔贤俱以天王补心丹治之，今独以既济丹参归脾汤法，何也？

曰：补心丹系固本加微苦寒降，治心火则佳，治思虑伤脾则无益。此证虽面色浮红，夜寐不宁，尚无口疮舌干等证。是心肾之不交皆由脾弱中虚而起。恐苦降复伤其胃，故始终以既济交其水火，参以建中归脾以调后天。血既归脾，则水升火降，诸证俱可次第收功。此即许学士补肾不如补脾之法也。

35. 卜晦叔　三摆渡

35.1　脉象滑数，左寸带郁，右关兼洪。此由痰火久伏于胃，近缘心郁火生，触动胃中痰火，更当燥令，故有胸膈痞悗，夜不能寐，口渴便结等证，急宜宣脾清胃为治。

瓜蒌仁四钱　川贝母三钱　川郁金五分　茯神四钱,朱拌　制半夏一钱五分　鲜竹茹一钱,水炒　枳实五分　鲜霍斛五钱　炒山栀三钱　秫米三钱　金萱花五钱　合欢皮五钱
长流水煎浓汤代水。

35.2　又　服宣痞清胃，夜稍得眠，脉象滑数已缓，左寸右关但嫌虚而不静。自述心热火生，大有不能

自主之意，究系营虚火郁，拟服蛮煎加减。

茯神五钱，朱拌　麦冬肉三钱，朱拌　鲜霍斛五钱　细生地五钱　细木通一钱　炒山栀三钱　陈胆星三分，溶　粉丹皮一钱五分，炒　生甘草五分　醋煅灵磁石三钱

35.3　又　脉象渐平，两关仍大，证虽稍愈，肝胃仍未能和，故精神恍惚，口苦胸热，大便结燥，再用宁心和胃一法。

生首乌四钱　茯神五钱，朱拌　柏子仁三钱，炒　酸枣仁三钱，半生半炒　细生地五钱　炒山栀三钱　粉丹皮一钱五分　陈胆星三分，溶　陈皮一钱　真血珀五分，研极细冲　醋煅磁石四钱　竹叶五片

35.4　又　照前方加泡淡海蜇一两，荸荠五钱，去皮，煎汤代水。

35.5　又　脉象又复沉郁，据述昨夜赴席饮酒不多，忽然神志昏瞀，少腹急痛，头汗渐出，大有昏厥之象，得便稍愈。此气机郁滞，上下不能流通，若不加意调摄，恐渐入厥中一路。

竖劈党参八钱　陈皮一钱　川郁金五分　原生地六钱，酒洗　茯神五钱，朱拌　川石斛三钱　明天麻五分，面包煨　石决明一两，盐煮

煎好送桑麻丸四钱。

35.6　又　脉象渐和，惟右关滑字，尚不能免，夜少得寐，寅卯时必醒者，风木正旺之时也，养水涵木，

培土化痰是一定治法，仍宜静养为主。

竖劈党参一两　陈皮一钱　制半夏一钱五分，秫米炒　大熟地八钱，水煮　茯神五钱，朱拌　枣仁三钱，炒　川石斛三钱　远志一钱，甘草水浸　石决明一两，盐煮　醋煅灵磁石三钱，煎好送桑麻丸四钱。

膏滋方

竖劈党参六两　大有芪三两，淡盐水炙　真于术二两，土炒　大熟地六两，水煮　白归身四两　炒白芍三两　茯神四两，朱拌　酸枣仁三两，川连一钱煎汤炒去连　远志二两，甘草水浸　半夏二两，秫米炒　陈皮一两　石决明八两，盐煮　灵磁石一两，醋煅　合欢皮八两　金针菜十二两　桂圆肉六两　麦冬肉二两

上药用井水浸一宿，细火熬浓汁，去渣炼蜜收膏，以磁瓶安贮，窨土地上一二日出火气，临卧开水冲服四钱。

问：肥人气虚多痰，此公体壮善食，行动气急，扶正化痰，既得闻命矣。但素性潇洒脱俗，旷达为怀，何郁之有。今独以郁火生痰主治，诸证俱瘥，何也？

曰：万物不遂其性则郁，此公虽潇洒旷达，而性直气刚，刚则近燥，又好为排难解纷，焉能事事如己意？不得不委曲周旋，而无形之郁生矣。郁则气结火生，胃中所聚痰火，乘之上越，而肺气失司降之权，此病之所由生也。夫肺气下交于肾则眠，道家所谓母藏子胎，

《内经》所谓气归于肾也。今营虚火郁夹痰阻中,金畏火克而不敢归,故不成寐。夜寐不安,则众火参差中多恍惚,渐有虚越之患,自又以调气养阴,镇纳为要。究竟无形之气易补,且性爽直者,郁亦易疏,善加排遣、调摄,故得全功。不然特性更张,不耐缓调,药饵乱投,未有不变成厥中者,调理可忽乎哉。

36. 杨 常州

36.1 晨泄数年不止,腹不痛,饮食起居如常,服温下补火之剂反增梦泄,小便短赤,脉形沉缓,两尺小数,此寒湿积于脾阴久而化热,故温补不应。丹溪云:去湿而不利小便,非其治也。拟健脾利湿法。

制于术一钱五分 茯苓三钱 猪苓一钱 泽泻一钱 桂枝三分 川萆薢一钱五分 生薏米三钱 车前子一钱,炒 陈仓米一合,炒黄 煎汤代水。

36.2 又 服药小便渐长,晨起虽未泄,而濯濯肠鸣,仍有下坠之势,脉现寸关俱虚,两尺俱旺。此湿虽稍清,而清气已有下陷之象,正合薛新甫补中益气法。

人参五分 炙黄芪一钱 制于术一钱五分 茯苓三钱 煨葛根七分 桑叶一钱五分 橘白五分 炒薏米三钱 陈仓米一合,炒黄·煎汤代水,五服痊愈。

丸方 失载。

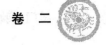

37. 伍 常州

37.1 痢成休息，年余未痊，近因交夏而发。昼夜红白数十遍，腹痛溲少，以致神疲不寐，不能起动。所服调气利水之剂，病势愈增，兜塞无效。诊脉得沉弱之象，两尺尤甚，此久痢伤阴之证，非温调脾肾不可。

大熟地一两，砂仁炒　归身一钱五，土炒黑分　白芍一钱五分，桂酒炒　制黑附子五分　炒黑干姜五分　姜炒川连五分　煨肉果五分　赤茯苓三钱　炒山栀一钱五分

37.2 又　服昨剂，夜竟得寐，痛痢仅有数次，胃纳，精神俱有起色。脉亦两尺渐起，惟舌觉微燥，渐觉思饮，已有向安之意，照昨方去干姜、附子，加

大熟地五钱　人参七分　大麦冬一钱五分　蒸五味二分

37.3 又　痛痢痊愈，精神大振，已杖而可起。脉亦渐觉有神，再照前方加熟地五钱，五服豁然。

丸方　失载。

问：此二证皆属久病淹缠，均得数剂而愈，何其速也？

曰：前证脾为湿困，并非五更泄泻。所服皆温补命门之药，年过五旬尚不大碍，但未去病耳。用五苓以利其湿，调中以升其阳。所谓将欲升之，必先降之是也，机关一利，前此温补之药皆得效，灵于旦夕矣。后证壮年特强，心肾久劳，又兼久痢伤阴，阴不足则寒生，治

名医诠解吴卷事

者以时交夏令，不敢用温，徒分利兜塞，焉能去病。起手即用胃关煎，加姜附以温其脾胃，正如饥易为食，渴易为饮，自然阳回黍谷，见其舌干，微渴，即去姜附之燥，又加生脉散生津益胃，以迎天时，岂有不速痊之理。虽一时幸中，亦由细心辨证而来，古人云：胆欲大而心欲细，旨哉斯言也。

38. 桑吴氏　望信桥

38.1　脉弦而滑，停经四月，腹忽膨大，连服消蛊行血之剂，更增坠痛。问由口角郁怒而起，此气郁生火，以致胎气不安，暴发胀大，二便通调，与蛊胀逐渐增加者各别，且消导不合，恐其有损胎元。自以平肝疏气为稳。

老苏梗—钱五分　嫩条芩—钱五分　四制香附—钱　大腹皮—钱五分，酒洗　阳春砂仁五分　炒枳壳—钱五分　鲜小卷荷叶连蒂—个

38.2　又　痛止膨消，胎脉大现，左强于右，理应得毓麟儿，但胃气已伤，尚须养胃安胎为治。

老苏梗—钱　嫩条芩—钱　生于术—钱　白扁豆三钱，去皮　炒白芍—钱　阳春砂仁四分　炒枳壳—钱五分　茯苓三钱　荷蒂—个　十剂。

问：此证治者、皆作蛊胀，且引列诸经，指为血蛊

无疑，服药痛增，几乎胎堕。今得疏气平肝数剂痊愈，不数月果举一男，是胎非蛊。此间关系非轻，何以下指辨晰无差，请明示之。

曰：人患不细心耳。余初赴诊时，见其悲啼痛楚，目含怒色，已知病由气恼而得。及下诊，觉弦大中又带和滑之象，是胎脉非病脉也。再阅所服之方，但用行经消蛊等药，并无一字疑及有胎，不胜惊诧。细问伊母，方知经停四月，本无他病。因偶尔反目，悲怒交并腹忽胀大如蛊，并非缓缓肿大，自是肝气夹胎气郁而不舒，及服前药方增痛坠。幸药力不深，腹中尚未振动，既得原委，但须舒气安胎，自然捷如桴鼓，遁痛止胀消，脉仍弦滑而和，左强于右，自是得男之象矣。凡妇人胎前，本以调气为主，况女子多郁，疏肝尤不可缓。若经停数月，别无他病，无论胎脉现与不现，俱要调气平肝，庶与胎元无碍，即非胎亦无难，气调经转，薛氏加减逍遥即此意也。若粗心浮气，不问得病之由，遽断定血蛊，用一派行气破滞之药，执迷不悟，鲜不胎坠母死，竟伤两命，于心忍乎？愿凡为司命者，凛之慎之。

39. 杨 阊门外

39.1 病后失调，阴虚阳越，左目全红，珠痛上连头角，诊脉沉滞。缘虚火为寒凉所逼，郁而不舒，急宜温里血脉，恐伤瞳神。

当归须二钱,酒洗　川芎七分,酒洗　红花五分,酒洗
炒丹皮三钱　荆芥一钱　蔓荆子一钱　密蒙花一钱,酒炒
黄甘菊一钱,去心　桔梗五分　冬桑叶三钱,米炒　谷精草八
钱　煎汤代水，饱后服。

39.2　又　脉象稍起，眼红渐退，早晨尚有胀痛者，风为阳，气虚则不易散，法当扶正散风，活血为治。

生黄芪一钱五分　防风八分　川芎六分　当归须三钱,酒
洗　蔓荆子一钱五分　蜜炙升麻三分　红花五分,酒洗　冬桑
叶三钱,米炒　密蒙花一钱五分,酒炒　谷精草八钱　煎汤
代水。

39.3　又　眼红头痛虽止，精气未免受伤，仍宜养肝和血，为病后调理必不可少。

原生地三钱,酒洗　大熟地三钱,炒松　川石斛三钱　北
沙参三钱,米炒　炙黄芪一钱五分　归身一钱五分,炒　大白
芍一钱,酒炒　甘菊花一钱　甘枸杞一钱五分,炒黑　冬桑叶
二钱　黑芝麻三钱　羊肝一两　煎汤代水。

丸方　失载。

40. 卜世兄　三摆渡，晦叔令郎

40.1　目疾因劳神而起，止而复发，其非外感风热，可知专科喜用苦寒，以致虚热凝结，水轮已见白

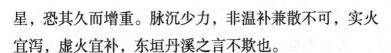

星，恐其久而增重。脉沉少力，非温补兼散不可，实火宜泻，虚火宜补，东垣丹溪之言不欺也。

大生地三钱，酒洗　大熟地三钱，炒　当归须一钱五分，酒炒　川芎五分，酒炒　蕤仁一钱　蔓荆子七分　炒枳壳一钱五分①　黑豆皮三钱　红花三分　米炒冬桑叶二钱　饱后服。

40.2　又　红淡星少，脉亦稍起，再照前法加减，可见虚火为寒凉所逼也，照前方去生地加

蝉蜕一钱　夜明砂一钱五分，淘净　谷精草三钱

40.3　又　目疾复因劳而发，右目红而羞明，水轮复见白星，诊脉浮数少力，仍宜温补兼散。

原生地三钱，炒　大熟地三钱，炒　当归须一钱五分，酒炒　北沙参四钱　川芎三分，酒炒　蕤仁一钱　蔓荆子一钱　蝉蜕一钱，去头足　夜明砂一钱　红花三分　黑豆皮三钱　米炒冬桑叶二钱

三服后每早开水送磁石六味丸四钱。

41. 俞妇　都亭桥

41.1　脉象沉软，素质血虚肝郁，始由左目红胀不痛，显系肝经虚火上炎。治者反用凉散刮法，致酸痛难

---

① 炒枳壳一钱五分：原作"一分五分"。

开，便结纳少，急宜温养肝肾，庶可无损瞳神。

炒枯熟地六钱　归尾一钱五分, 炒黑　蕤仁一钱, 炒　白蒺藜一钱五分, 炒去刺　川石斛四钱　炒白芍一钱五分　车前子一钱, 炒　冬桑叶一钱五分　池菊炭一钱　盐煮石决明一两

41.2　又　照前方去白芍加瓜蒌仁三钱，郁李仁三钱。

41.3　又　得便不畅，脉象稍平而软，左目仍红而难睁，胸中反觉嘈杂，究属肝阴受伤，总宜温养血分，且在立秋大节之前，自以扶正养营为主。

炒枯熟地七钱　归尾一钱五分, 炒黑　桃仁七粒, 去皮留尖　红花三分, 酒洗　北沙参五钱, 米炒　麦冬肉一钱五分　川芎三分, 酒洗　冬桑叶一钱五分, 米炒　池菊炭一钱　盐煮石决明一两

41.4　又　照前方去红花、川芎，加密蒙花一钱，小黑豆五钱，川石斛五钱。

41.5　又　脉象稍起，目红渐淡而能睁，再照前方加减。

炒枯熟地八钱　归身一钱五分, 炒黑　北沙参五钱, 米炒　肥玉竹四钱, 米炒　冬桑叶一钱五分　密蒙花一钱　川石斛五钱　池菊炭一钱　盐煮小黑豆五钱　谷精草一两　煎汤代水。

41.6　又　目疾将次向安，复缘腹泻两三日，胸膈不舒，胃纳顿减，脉象沉软，正当经转之时，自应脾肾

双调为是。

炒枯熟地八钱　于术一钱五分，炒黑　炮姜炭七分　炒怀山药三钱　茯苓三钱　归身一钱五分，炒黑　蒸五味十四粒　白蒺藜一钱五分，炒去刺　新会皮一钱　盐煮黑豆五钱　谷精草一两　煎汤代水。

41.7　又　目疾渐愈，胸脘亦已向安，惟脉仍软，究宜脾肾双调。

炒枯熟地一两　炒黑于术二钱　炮姜炭五分　蒸五味十四粒　白蒺藜三钱，炒去刺　小黑豆五钱，盐煮　炒黑归身三钱　肥玉竹四钱，米炒　谷精草一两　煎汤代水。

41.8　又　照前方去炮姜、黑豆，加酒炒宣木瓜一钱五分，诃子皮一钱五分，夜明砂一钱五分，淘净。

丸方

大熟地六两　炒黑归身三两　炒白芍二两　上党参四两　炒黑于术二两　茯苓三两　肥玉竹六两，米炒　白蒺藜四两，去刺　宣木瓜一两五钱，酒炒　小黑豆四两，盐煮　四制香附二两　川石斛六两　黑山栀二两　粉丹皮二两　冬桑叶四两，米炒

上药治末，先用谷精草六两，合欢皮八两，金针菜一斤，熬浓汁去滓溶入阿胶三两，代蜜为丸，桐子大，每空心淡盐开水送四钱。

问：眼科多以清凉为剂，且用刮点等法，今三证俱以温补收功，岂治目切忌凉泻软。

曰：目虽外疾，实由脏腑而发，虚实之间，辨之不明，往往误人不浅。如前杨证，由病后而得，正气既虚，血热上升，已有阴亏阳越之势，故与温散镇纳而愈。后二证，或由劳苦而发，或因血虚而生，皆虚火也。治者但用眼科套方，清凉遏抑，几乎结就冰翳，又妄用刮法，未免大伤胃络，幸早来诊治，得温补兼调而愈。总之，虚实既明，自能对证发药。断不敢用，随手套方，以致贻误。但目疾各有所因，又不可缘凉泻多误，但遵温补，亦足误人。即如卜证，愈后阅两月，食海鲜火酒而发，甚至唇干舌燥，二便艰少，又用鲜生地、大黄等方清泻而愈。一人之身，前后施治，大相悬远，可见病证千变，全在治者，方寸灵明，毫无偏执，庶几益多而损少矣。至俞妇一证，女子以血为主，血虚则热而易升。若不温调肝肾，清通阳明，焉能就痊。迨目疾渐安，忽又腹泻、胸悗，仍系平时所服凉剂，久停膈中，得温调而化，又不得不脾肾双调。且向有经后带多之证，亦由此而愈。所谓治病必求其本也，虚实之间，失之毫厘，谬以千里，愿司命者慎之。

42. 胡　十全街

42.1　脉沉而缓，按之少力，阳明素有湿热，因耳疮过服凉剂，阳分益虚。故发热、恶寒、头昏、恶心，宜先与固表疏散为治。

生黄芪一钱五分　防风七分　蒸冬术一钱五分　茯苓三钱　泽泻一钱　紫苏叶五分　上党参三钱　大白芍一钱五分，炒　炙甘草五分　苍耳子一钱　生姜一片

42.2　又　外感已清，耳疮久而不愈，左脉虚滑，自是阴虚阳越，拟育阴潜阳法。

大生地三钱　大熟地五钱　炙龟板四钱　炒牛膝二钱　茯神三钱　粉丹皮一钱五分　泽泻一钱　苍耳子三钱　元参炭一钱五分　炒山栀二钱　炒赤芍一钱　橘叶十片

42.3　又　照前方加生地二钱，鲜霍斛四钱。

每晨空心开水送六味地黄丸五钱。

问：此证由耳疮肿痛，服专科药不但耳疮不愈，寒热大作，诸证丛起，今始与固表疏散，继用育阴潜阳，诸证俱愈，耳疮亦痊，岂专科徒负虚名耶？

曰：经云：肾开窍于耳。又云：阳明之脉环耳前后。此人素有湿热积于阳明，又缘水不制火，上炎为耳疮。若早用和阴疏散，原可不致他变。奈专科但知苦寒降火，以致火郁变生。今既疏解其郁，复育阴潜阳，以治其本，自然痊愈。彼专科不过撮抬外科数方，不知虚实，不问经络，一门凉泻。遇实证亦能见功，然欲以此，遂为治耳专门，恐难尽信也。

名医评解共壹串

43. 王砚香　通和坊

43.1　六旬以外年华，陡然头晕跌仆，二便俱出，大有类中光景，急用扶正涌吐，呕出宿食，清痰得以寝食如常，精神复旧，实为万幸。今两寸稍滑，咳嗽有痰，已无大患，宜和胃清疏为是。

北沙参五钱，米炒　冬桑叶一钱五分，米炒　甜杏仁三钱　制半夏一钱五分　陈皮一钱　茯苓三钱　炙甘草五分　秦艽一钱，酒炒

43.2　又　连服和胃清疏之剂，咳痰渐松，精神亦尚不疲倦，惟溲少而黄，腰肢酸软，究属节气余波，两关重按少力，经云：中气不足则溲为之变，自以补中和胃为是。

人参五分　大麦冬一钱五分，米炒　蒸五味十四粒　制半夏一钱五分　陈皮一钱　茯苓三钱，赤白各半　炙甘草五分　炒山栀一钱五分

43.3　又　阴亏阳越之体，又兼立春节气交来，故气逆善喘，脉象浮大。拟防眩汤意。

大熟地一两，炒松　归身三钱，炒黑　炙龟板六钱　牛膝一钱五分，盐水炒　北沙参六钱，米炒　麦冬一钱五分，米炒　茯苓三钱　蒸五味三分　池菊炭一钱五分　五服愈。

问：卒然厥中，至于二便齐下，昏迷口噤。年过六旬，又刚在立春大节之前，证亦危矣，何以不数剂而豁

然，岂此证非厥中欤？

曰：治病必问所因。此证由早膳后，对日光修脚。偶然坐空跌地，遂至昏厥、口噤、二便齐下。盖跌则惊，惊则气乱，气乱则火逆而升，挟胃中未消之食，上蒙清窍，恍惚不能自主。高年下元本虚，今气逆而上，大小肠无所统肃，故二便齐下，究是不内外因也。幸余即寓居厅事东偏，闻信趋视，见其目闭口噤，而面色未改，手足温和，尚无口眼㖞斜，喉中痰鸣，诸状不过脉象闭伏耳，思气火挟食上蒙，非吐不可，又虑年高素虚，刚在立春节前，须防一吐而脱。急切不暇，觅参芦等物，即将伊平时所服代参膏一两，用金橘叶一握，煎汤和而灌之。幸尚能受药，下少顷，喉中碌碌有声，果然吐出食物清痰，人已苏醒。醒后亦无左瘫右痪、麻痹不仁等证，只觉咳嗽有痰，溲少而黄，腰肢酸软，随以养胃防眩等汤数服痊愈。此证若不问所因，不知素体，即以风中门中急治，诸药开之，未有不败者。东垣云：证有与中气相类者，皆宜调气为主。中风用中气药，则气盛风散而愈。若中气用中风药，则万无一生。所以古人立法，治风当先顺气，正恐庸医误用风药也。旨哉斯言，非仁心济世者，曷克知之。愿诸子后遇此等疑似之证，必须细心参辨，奉东垣之言为规则，或可不至误人生命矣，凛之慎之。

44. 姚　五十七岁

44.1　脉象沉缓，风寒湿久积于经隧，发为两足行动不便，两手时有抽痛，右食指不用，年近六旬，惧其气血日衰，酿成痹证，先用蠲痹汤意。

归身三钱, 酒洗　大白芍一钱五分, 酒炒　焦白术一钱五分　独活一钱, 酒炒　牛膝一钱五分, 酒炒　宣木瓜一钱五分, 酒炒　生薏米三钱　川桂枝五分, 酒炒　桑枝三钱, 酒炒　酒炒丝瓜络三钱

44.2　又　照前方加炒熟地四钱。

酒药方

大熟地四两, 砂仁三钱研末炒　归身三两　生于术二两　肥牛膝二两　炙黄芪二两　独活一两　汉防己二两　宣木瓜二两　丝瓜络二两　防风一两五钱　薏米三两　甘枸杞二两　忍冬藤一两五钱　杜仲一两五钱, 盐水炒　川断一两五钱, 盐水炒　桑寄生二两　大白芍二两　炙甘草五钱

上药无灰，酒浸三日，隔水煮一炷香，地上窨三日，随量早晚服。

45. 陆　陈墓

45.1　脉象沉数，酒客多湿，更兼瘴疟之后，血不荣筋，始由周身痹痛，近独在左手足，时清至节，皆系湿流

支节之故。久恐酿成行痹偏枯，宜养荣活络，祛湿为治。

蒸于术一钱五分　桑枝三钱，酒炒　独活一钱　当归须一钱五分　宣木瓜一钱，酒洗　生薏米三钱　秦艽一钱五分，酒炒　白芍一钱五分，桂枝酒炒　丝瓜络三钱

45.2 疟后气不流通，致肝胃旧疾复作。脘痛连胁，气注两足，红肿瘰发，大便燥结。此甲胆之气未平，夹有湿热下注，脉见沉数，自应和阴利湿，佐以疏肝为治。

生首乌四钱，竹刀去皮　北沙参四钱　白归身一钱　茯苓皮三钱　生薏米三钱　瓜蒌皮三钱　老苏梗一钱五分　四制香附一钱　炒山栀三钱　橘叶一钱五分　炒桑枝三钱

丸方

竖劈党参六两　蒸冬术三两　茯苓三两　炒熟地六两　炒归身三两　炒白芍一两五钱　宣木瓜二两，酒炒　老苏梗三两　炒薏米四两　缩砂仁五钱，盐水炒　白蔻仁五钱，盐水炒　煅牡蛎三两　陈皮一两五钱　小青皮五钱，醋炒　炙甘草五钱

上药治末，炼蜜为丸，桐子大，每服四钱，桑枝汤送服。

46. 陈 小市桥

46.1 气虚湿胜，发为痛痹，四肢皆然，右腕独甚。脉沉缓，舌苔中白，法宜健脾利湿，少佐气分

之品。

蒸冬术一钱五分　制苍术七分　宣木瓜三钱，酒炒　生黄芪一钱五分，防风五分，煎汤炒　油松节一钱，酒炒　大白芍一钱五分，桂枝三分煎汤炒　威灵仙六分，酒炒　当归须二钱，酒洗　络石藤二钱，酒洗　炒香桑枝五钱

46.2　脉仍沉缓，右关尤甚。脾主四肢，右腕兼属手太阴肺，肿而不消，湿未去也，舌苔中白，仍宜照前法加减。

竖劈党参四钱　蒸冬术一钱五分　茯苓三钱　炙甘草四分　归身三钱，酒洗　宣木瓜一钱五分，酒炒　海桐皮一钱，酒炒　丝瓜络三钱，酒炒　汉防已一钱五分，酒炒　牛膝一钱，酒炒　生薏米五钱　片姜黄七分，酒炒　炒香桑枝七钱

46.3　又　右腕肿渐消而仍痛，脚步无力，早晨酸软难行。此湿热久滞经络，血分已亏，不能荣养之故。法宜脾肾两调。

蒸冬术二钱　熟地炭五钱　归身三钱，酒洗　宣木瓜二钱，酒洗　牛膝一钱五分，酒炒　生薏米三钱　百合三钱，焙　陈香楠木一钱　桑枝尖五钱，炒　茯苓皮三钱　五加皮二钱，酒洗

煎送虎潜丸三钱。

46.4　又　脉平而软，右尤甚，右腕无力，不能举重。此肺气为湿热所伤，未能复旧之故。宜加补气之品，照前方去熟地，加炙黄芪一钱五分。

46.5 又　脉证均渐向安，再照前方加大熟地五钱，砂仁炒，桂枝尖三分，酒炒，片姜黄五分，酒洗，油松节一钱五分。

煎送虎潜丸三钱，十服愈。

47. 金　大井巷，六十九岁

47.1 本由湿热，积于筋络，肝胃两亏，时发脘痛，近因年高，血不荣筋。故串为周身痹痛，一切通络疏气之药，服皆不合，最苦夜不能寐，痛无停时，脉左细数，右沉。自以和肝胃，交心肾为急。

小川连四分，官桂三分煎汤拌炒　茯神三钱　酸枣仁二钱，炒　香附七分，酒炒　炒山栀一钱五分　大白芍一钱五分，酒炒　归身一钱五分，酒洗　宣木瓜一钱五分，酒炒　丝瓜络二钱，酒炒　酒炒桑枝三钱　十服愈。

问：经言：风寒湿三气杂至，合而成痹。后贤分证立方，大都散风利湿，温经而已。今阅前四证，皆以调和气血，活络养荣，健脾利湿，并调肝胃，交心肾而愈。岂治痹诸方，皆不足用欤？

曰：善用古者，不执其方，善读经者，必通其意。五痹之论，《内经》详哉言之，然第辨其病也。后贤按证立方，亦第辨其病之所当治也。至气血之衰旺，时令之变迁，何能支支节节，细为分注，全在善读书者，以意通之。《内经》不又云乎：邪之所凑，其正必虚。惟其腠理空疏，为风寒湿三气所侵，不能随时驱散，流注经络，故合而为痹耳。且治风先治血，利湿先健脾，调脾先平肝，亦皆昔贤议论，杂见诸书，无不可通用者，岂必执定治痹诸方哉。即如姚证，病久年高，气血就衰，自应以药酒培其气血。陆证疟后，气虚湿胜，自应和阴利湿，以丸药补其脾虚，陈则痛而兼肿，脚步无力。故与脾肾两调，金则肝胃两亏，痛而不寐，故与和肝胃而交心肾。对证发药，虽不执古人成方，求其本而问所因，仍不外古人治法也，有志司命者，尚不以余言为河汉也。

48. 江　山塘典

48.1　脉沉细而数，风邪湿热秘于肺部，未能开泄，咳嗽不畅，久而咽肿微痛，会厌下垂，声音不亮。过服苦寒，又复移寒于大肠，腹痛便泄不爽，皆缘火因寒逼，肺气不舒恐成烂喉重证。

旋覆花一钱　苏叶五分，蜜炙　炒枳壳一钱五分　炒厚朴七分　薄荷叶三分，蜜炙　生甘草五分　桔梗五分　泡淡菜三钱　细生地三钱　猪肤五钱　刮净油煎汤代水。

48.2　又　脉见右部稍平，自述服药后，得汗少些，便觉精神清爽，舌色喉痛俱减，仍防肺气久秘，喉

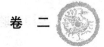

痛不免，再照前方加减。

旋覆花一钱　蜜炙苏叶四分　炒元参炭一钱　夏枯草一钱　炒枳壳一钱五分　细生地三钱　橘红一钱五分，蜜拌　瓜蒌皮二钱，米炒　桔梗四分　生甘草四分　泡淡菜三钱　薄荷叶二分　猪肤五钱，刮净油煎汤代水。

48.3 又色脉渐渐复原，惟右关尚有微数，午后咽痛减而未止，声音尚欠清亮，法宜金水两调，议固本二陈法。

原生地三钱　炒松熟地三钱　天冬一钱，米炒　麦冬二钱，米炒　制半夏一钱五分　陈皮一钱　茯苓三钱　炙甘草五分　桔梗五分　泡淡菜五钱

48.4 又　左脉颇平，右脉仍见微数，咳吐白痰，胸腹颇畅，咽痛时有时无，舌心微带黄色，声音不能清亮，肺胃余热未清，用煎丸并进法。

北沙参五钱，米炒　瓜蒌皮三钱　天冬一钱五分，米炒　川贝母一钱　橘白一钱　茯神三钱　鲜霍斛三钱　生甘草五分

煎送六味地黄丸四钱。

48.5 又　脉平证适，精神亦渐来复，惟舌心微黄未净，胃膈湿热不清，再用清胃宽中一法。

肥玉竹三钱，米炒　北沙参三钱，米炒　鲜霍斛三钱　瓜蒌皮二钱　象贝一钱五分　穞豆皮一钱五分，炒　陈皮白一钱　白蔻仁五分　茯神三钱　生甘草五分　炒枳壳七分

上药煎好，送八仙长寿丸四钱，五服后，即撤煎剂，但每晨空心开水送八仙长寿丸四钱。

问：声嘎咽痛，在劳怯，已成不治，今先用清疏得汗而解，后以滋纳收功，岂此证非劳怯欤？

曰：实证似虚，此类是也，劳怯之声嘎咽痛，必由久咳肺痿，肝火刑金，三阴俱损，非药饵所能挽回。兹咳嗽不畅，咽肿微痛，声音不亮，腹痛便泄，显系风热为苦寒所遏，三阴尚未大亏，只需于清疏中微带和阴，自然郁火潜散，三阴得安，何患烂喉重证耶。若误认虚怯，一派滋降，火郁久而自焚，鲜不烂喉而死矣。即烂喉痧一证，古书不载。近十数年来，吴门发而死者极多，要皆审证不明，多用寒凉遏抑所致。余尝小试数人于初起时，仍用温散，或带清疏，竟得无恙，可知非皆死证也。若时毒疫疠，发为丹痧，顷刻杀人者，当又于吴又可《瘟疫论》求之。若初起即用大剂承气汤泻之，或十有一二生者，然而难矣。

49. 程　十全街

49.1　左脉浮弦而紧，风温郁于阳明，寒热两日得鼻衄而止。舌黄余热不清，法宜清解，最忌温散。

南沙参三钱　麦冬一钱五分　鲜霍斛三钱　赤芍一钱
炒黄芩一钱　茯苓一钱　桑叶一钱　炙甘草五分　橘叶七片

49.2 又 舌黄已退，右脉渐平，左手关尺尚大，肝肾两火未平，引少阳甲火而升，故鼻衄不时举发，宜滋阴降火，二便一爽，自可豁然。

细生地三钱 茯苓三钱 泽泻一钱 粉丹皮一钱 地骨皮一钱 炒黄芩一钱 赤芍一钱 白茅根三钱

49.3 又 脉左洪右濡，血虚内热，气虚不摄，故鼻红时见，头昏疲倦，咳痰白色，饮食渐减，口内作干，宜清营化热为治。

原生地五钱 暹逻犀角三分 赤芍一钱 粉丹皮一钱五分 炒黄芩一钱 北沙参四钱 麦冬肉一钱五分 茯苓三钱 生甘草五分 白茅花灰五分 米炒桑叶一钱

49.4 又 右脉已和，左脉仍数，头昏鼻衄，虽属上焦虚火，究系阴虚阳越，仿磁石六味法。

原生地五钱，酒洗 粉丹皮一钱 黄甘菊花一钱 茯苓二钱 川石斛三钱 白茅根五钱 怀山药二钱，炒 泽泻一钱 煅灵磁石一钱

49.5 又 照前方加瓜蒌皮三钱。

三服后，撤煎剂，每空心开水送磁石六味丸三钱。

问：鼻衄由于血热妄行，犀角地黄治之而仍发，竟以磁石六味收功，何也？

曰：犀角地黄汤但治其标，磁石六味则治其本。人知鼻衄为血热妄行，不知所以血热妄行者，皆由水亏火旺，阴虚阳越之故。磁石既可重镇，又能补水，为上实

下虚之圣药也，故能奏效。究系上病下引，治法可与汪证参看。

50. 张妇　中市

50.1　两关虚数而弦，肝胃两伤，虚火上蒸，肺部干呛，恶心，气促头眩，舌干而燥，此由水不制火，金不制木，营虚液少之故。若再以苦寒伤胃，势必成瘵而后已，先用金水两调之法。

北沙参三钱　麦冬肉二钱　当归须一钱五分，米炒　甜杏仁二钱　原生地三钱　茯苓三钱　橘络一钱，蜜拌　鲜霍斛二钱　建兰叶二片

50.2　又　用金水两调法，脉象少平，气促头眩已解，惟干呛火升，痰不易出，带下颇多，再用清滋端本一法。

肥玉竹三钱，米炒　北沙参三钱，米炒　瓜蒌皮一钱五分　川贝母一钱五分　原生地五钱，酒洗　钗石斛三钱　麦冬肉一钱五分　当归须一钱五分　炙甘草五分　煅牡蛎三钱　白螺蛳壳二钱　建兰叶二片

50.3　又　脉象渐平，俱嫌少力，咳呛头眩，胸愦脘痛，皆上焦虚火易升，少腹有块冰冷，指尖有时而清，赤白带下，皆下焦虚寒凝结。今用引火下行一法，可以两顾。

大熟地七钱，姜汁炒　归身二钱，小茴香炒　大白芍一钱五分，桂酒炒　制半夏一钱五分，蜜水炒　陈皮一钱，盐水炒　茯神三钱　北沙参三钱，米炒　麦冬肉一钱五分，米炒　炙甘草五分　白螺蛳壳二钱，煅　炙龟板三钱　橘叶十片

　　丸方

　　上西党参四两　炙黄芪二钱　蒸冬术一两五钱　茯神四两，朱拌　远志一两，甘草水浸　酸枣仁一两五钱，炒　大白芍一两二钱，酒炒　归身一两五钱，土炒　炙甘草八钱　煨木香五钱　大熟地四两，砂仁炒　炙龟板三两

　　上药制末，先用真桂圆肉四两，麦冬肉一两，川石斛六两，金针菜一斤，合欢皮八两，熬浓汁代蜜为丸如桐子大，每空心开水送四钱。

　　问：此证似与梵门桥张妇相仿，何又不用养营交泰法？

　　曰：梵门桥张妇，血虚气无所附，肝胃之不和，实由心肾两亏而起。此妇肝胃两伤，虚火炎金，干呛恶心，头眩气促舌燥，渐有劳怯之状，气分急而血分可缓，故始终惟以金水两调，少佐清滋而愈。去桂不用者，恶其燥也。审机发药，取其中病而止，不可拘执古人陈法。

名医诠解其壶事

《吴门治验录》 卷三

如皋顾金寿晓澜甫　著

门人　徐玉书作梅氏
　　　黄　　鹤云客氏　　同校
　　　沈　　焘可舟氏
男　　庆鸿吉人氏

51. 汪　十全街

51.1　湿温内蕴有汗，身热不退，头痛腰疼，舌苔白垢，胸悗恶心，脉见中部微数。素体阴虚，证非浅小，法宜清解和阴，须惜劳避风为妙。

北沙参三钱　炒山栀一钱　鲜生地五钱　麦冬肉一钱五分　炒黄芩一钱　生薏米三钱　鲜霍斛三钱　枳壳一钱五分，麸炒　川草薢三钱　鲜佩兰叶三片

51.2　又　脉象神情较前大减，惟舌苔渐见黄燥，中宫蕴热未清，故大便未行，小便短赤，仍宜清利，拟清燥和中法。

北沙参三钱　鲜霍斛三钱　瓜蒌仁二钱　川贝母一钱五分　原生地三钱　炒山栀一钱五分　枳壳一钱五分，麸炒　新

会皮一钱　赤茯苓一钱五分　鲜佩兰叶二斤

51.3　又　脉静身凉，外邪已清，饮食有味，胃气尚不大伤，惟神倦膝软，正气未复，仍宜静养数日，恐其劳复。

西党参三钱　茯苓二钱　炙甘草五分　原生地三钱，酒洗　陈皮白一钱　归身一钱五分，酒洗　大白芍一钱　瓜蒌皮三钱，米炒　鲜佩兰叶二片　五服痊愈。

问：湿温重证，至于有汗不退，热势甚危险，今用清解法，数剂而愈，何其速也？

曰：湿温与春温同治，宜清疏，不宜发散，盖湿久化热，由内而伤，非若伤寒自外感也。治者概用发散取汗之法，汗即心液也，汗愈多则津液愈亏，内伏之湿邪反滞而不化，热何能退？况此人素质阴虚，汗出营亏，所以头疼、腰痛、胸悗恶心，诸证俱见，渐入险途，急用清解和阴，以救阴液。所谓壮水之主，以制阳光也。故得汗敛热退，舌苔渐见黄燥，再于清利中加蒌贝以化燥，自然二便通行，湿温内溃，有不脉静身凉者乎。治此证须记湿久化热，在里而不在表，便可不致表散乱投，误人性命矣。

52. 任允中　牌楼弄

52.1　两关沉滞，尺涩，水不涵木，肝胃不和，湿痰阻中成饮，气机不能流利，左胁一胀即干呛，气逆有升无降，能俯不能仰，服降气药一日即愈，近发作渐勤，自应从本源调治。

大熟地五钱，砂仁炒　阿胶一钱五分，蛤粉炒　川石斛三钱　瓜蒌皮一钱五分，米炒　炒山栀一钱五分　茯苓三钱　生牡蛎三钱　制半夏一钱五分　陈皮一钱　盐煮石决明一两

52.2 又　脉涩稍解，按之仍沉，服养阴之剂，虽无大效，亦尚无闷胀之弊，自应就此加增，佐以疏气和肝之品，照前方去川石斛、牡蛎加怀山药三钱，姜汁炒，老苏梗一钱，磨，砂仁壳一钱。

52.3 又　脉象稍和，按之无力，咳呛俱在寅初，虽属肝阳上逆，亦由肺不司降之故，盖肺为娇脏，寒热均能致咳，且久虚易燥，当此秋分大节将交，自应培补。

人参五分，另煎　竖劈党参五钱　麦冬一钱五分，米炒蒸五味十四粒　陈皮五分，盐水炒　白苏子五分，蜜水炒　炒白芍一钱　茯苓三钱　白花百合一两　款冬花一钱　煎汤代水。

52.4 又　脉象颇平，两关仍欠条畅，咳呛未痊，呛时左胁气犹上逆，腹中微膨，究属肝脾未调，秋分大节甫交，仍以调和为是，照前方去党参加北沙参五钱，川石斛三钱，小青皮三分。

丸方

蒸于术三两　制半夏二两　陈皮一两五钱　大熟地六两，

海浮石二两研末拌捣　归身三两　炒白芍二两　枸杞三两, 炒黑　炙龟板四两　牛膝一两五钱　麦冬三两　蒸五味五钱　左牡蛎三两　茯苓四两　甜沉香八钱, 到　泽泻二两　制香附八钱　黑山栀三两　白苏子一两　白芥子五钱　白杏仁三两　白石英二两

上药治末，用西党参八两，肥玉竹八两，炙黄芪四两，川石斛六两，白花百合八两，款冬花四两，真桂圆肉八两熬浓汁去滓溶入陈阿胶二两，收膏代蜜为丸桐子大，每空心淡盐开水送三四钱。

问：向不闻肝气之证，近今数十年来，患者愈多，不论男妇老少，俱有此患，甚至胁痛连脘，上逆呕厥，止而复发，数载不痊，治者皆执定痛无补法，竟未能绝其根株，今阅诸方，皆以温补得效，何也？

曰：肝为风木之脏，又为将军之官，性急亦动，故病较他脏为多。《内经》所载诸证，无一不备，故仲景有旋覆花汤，河间有金铃子散，后贤或辛温通络，或甘缓理脾，或温柔通补，或辛泄宣瘀，胁痛之剂可谓曲尽，病情诸法毕备矣。然其证有虚实寒热久暂之分，大都厥阴喜温恶燥，与肾同源，病久子累其母，肾亦虚矣。水不涵木而肝病益甚，盖本经见证，其脉必弦。一犯脾土是侮其所胜也，脉象反缓，累及于肾，其脉兼沉，若欲治本，原非温调不可，至痛无补法，为暴病无虚者言之。若久病无实，传入肾脾，再用疏泻等剂，不

又犯虚虚之罪乎！余来吴十余年，所治肝证极多，难以尽载。大抵温补获效者多，疏泻不过十中之一，不独一任证也。藉曰：非然又安见人人皆幸中哉。诸子可思过半矣。

53. 张妇　梵门桥

53.1　脉象沉涩，肝胃不和已久，近复举发，自觉背心一痛，即有热血下注，移时随大便而出。胸中之气或上或下，所到之处，胀痛异常。舌干唇燥，四肢清冷，显系血枯，气无所附，上下冲注，恐久久不止。又发肠红旧疾，兼之脾虚，肿胀堪虞，急宜养血调气，兼和肝胃为治。

炒熟地炭五钱　归身一钱五分，炒黑　阿胶一钱五分，蒲黄炒　小川连五分　上猺桂五分，去皮同川连先用酒煎炒　茯神三钱　丹参一钱五分①　檀香泥五分，研细末冲　橘叶十片

53.2　又　脉象渐有流利之意，上焦气分稍安，惟下焦血仍间至，背心热痛，一发即至。饭后嘈杂，尾闾酸胀，究属营虚相火欲动，再照前法加减。

大熟地七钱，炒松　炒黑归身二钱　川石斛四钱　小川连五分　上猺桂五分，去皮同川连先用酒炒　阿胶一钱五分，蒲黄

---

①　丹参一钱五分：原作"一钱五钱"。

炒　茯神三钱　丹参一钱五分　桂圆肉六钱　大麦冬肉一钱五分　先煎汤代水。

外用生附子一两，灵磁石五钱，研末热醋调敷两足心。

53.3　又　脉象颇觉应指，前服药诸证渐减，近因冬至节序停药，又觉火欲上升，腿软神倦，显系节气交来，一阳将动之故，再照前方加减。

大熟地八钱，炒松　炒黑归身一钱五分　炙龟板三钱　阿胶一钱五分，蒲黄炒　小川连四分，桂枝三分同酒煎炒　川石斛五钱　茯神三钱　丹参二钱　桂圆肉六钱　大麦冬肉一钱五分，先煎汤代水。

53.4　又　左脉颇觉有神，右脉沉迟少力，此阴分得和，气分未调，偶感微寒，便觉面红火升，耳鸣目昏。再用阴阳双补，气血平调，当可见效。

竖劈党参八钱　陈皮白一钱　茯苓三钱　大熟地八钱，炒松沉香四分磨汁拌入　怀山药三钱，姜汁炒　阿胶一钱五分，蒲黄炒　炙龟板三钱　白蒺藜二钱，炒去刺　谷精草六钱　煎汤代水。

丸方

熟地八两　归身四两，炒黑　大白芍二两　牛膝一两五钱，炒黑　西党参六两　炙黄芪三两　怀山药四两　陈白皮二两　丹参三两，炒黑　茯神四两，朱拌　酸枣仁三两，炒黑　远志肉一两五钱，甘草水浸　小川连五钱，桂枝五钱，煎汤拌炒沉香_{五钱，剉} 大麦冬_{三两，米炒} 四制香附_{三两} 杜仲_{四两，盐水炒} 川续断_{三两，盐水炒} 炒山栀_{二两} 炒丹皮_{二两} 煅牡蛎_{四两} 石决明_{四两，盐水煮} 冬桑叶_{三两，米炒} 荷叶灰_{三两} 侧柏叶灰_{一两五钱}

上药治末先用金针菜一斤，合欢皮八两，川石斛四两，桂圆肉四两，熬浓汁，去滓，溶入陈阿胶三两，龟板胶二两，量加炼蜜为丸，如桐子大，每空心淡盐开水送四五钱。

问：此妇证情庞杂，调治数年，俱无成效，今以养血调气兼和肝胃竟收全功，何也？

曰：妇人以血为主，见证虽多，要不外乎血枯、血滞两门。此妇操劳太过，营血久亏，且前此曾患崩漏、便血等证，其虚更不待言。血虚则气无所附，肝无所养，所以或升或降，胀痛无定，俾心胃甫生之血，反因热气冲动下注，治者但用平肝和胃套方，焉能见效？即间有一二补阴养血者，又皆清滋而不兼调气，此所以数年不愈也。今于养血之中，兼用交泰法。盖桂为平肝之圣药，既可引火归原，又能入心养营，佐以川连交济，俾水火两得其平，交恋而无背戾。自然龙藏海底，金养水中，血渐生而气有所附，自不至或升或降，游骑无归矣。虽节气偶交，仍无大碍，何患不渐就坦途。夫人身之气血，即同天地之阴阳，必二气交泰方为稳岁，偶有偏倚，变患即生。试观太极一图，黑中必有白点，白中必有黑点，倘能熟玩精思，则阴阳互根之道，气血交生之理，皆可了然胸中，岂独治病云乎哉。

54. 周宋氏 奉贤令令媳

54.1 脉见两关洪滑，重按却又沉郁。胁脘刺痛，饮食药饵到口即吐，吐皆清水白沫，痉厥频来，奄奄一息，诸医束手。此肝郁久而乘土，中夹痰饮，厥气中虚，须防厥脱，急用疏气镇逆一法。

旋覆花一钱五分 代赭石三钱 制半夏一钱五分，姜汁炒 川连三分 上猺桂三分，去皮同川连先用酒炒 茯苓三钱 石决明一两，盐煮 甜沉香五分，磨 海浮石三钱 橘叶五钱 煎汤代水。

先用伏龙肝一两，井水调作青果核大，塞鼻孔，然后进药。

54.2 又 药进未吐，痛痉稍缓，两关洪滑少敛，而沉郁未舒，食进移时必吐，吐后方快。此肝郁已久，虽暂时镇纳中宫，仍痞格不通，二便稀少，再用宣痞通腑一法。

瓜蒌仁三钱 薤白一钱五分，白酒洗三次 川郁金五分，磨 白螺蛳壳三钱，东壁土墙上者佳，用黑驴溺连土拌，阴干研 旋覆花一钱五分 桃仁七粒，去皮留尖 赤苓三钱

柿饼，连蒂炙灰同煎。

名医译解其壶事

54.3 又 大腑得通，下燥黑黏滞甚多，膈中已宽，呕吐得止，粥糜少进，肢软神倦，卧不能起，脉小而弱，此病去正虚之候。宜于前方中加扶正之品，照前方加

竖劈党参—两　陈皮—钱

54.4 又 二便俱通，痛吐全止，精神亦稍能振作，饮食渐加，惟天癸五月未转。脉仍沉滞，究属郁久，肝虚不主疏泄。病虽去而冲任未调，恐防再至，可以缓调气血矣。

竖劈党参二两　陈皮二钱　白旋覆花—钱　大熟地—两，炒松　全当归三钱　炒川芎—钱　炙龟板三钱　鹿角霜—钱　四制香附—钱五分　酒炒红花五分　桃仁七粒，去皮留尖　自制螺蛳壳三钱，冲入益母膏—钱

54.5 又 经通脉起，诸证皆瘥，仍须丸药常服，方保无事。即照前方加十倍外用，金针菜一斤，合欢皮八两，熬浓汁，溶入陈阿胶四两为丸，早晚服三钱。

问：此证痛厥呕吐，至于水米不进，诸医束手，证亦危矣。闻前此，温凉攻补，无药不投。今以疏气通幽，服药不多，竟得痊愈，何也？

曰：女子肝郁居多，况此妇青年孀居，其郁更甚。经云：肝郁则百病丛生。又云：思郁则气结。所谓郁怒伤肝，思虑伤脾是也。治者但求其末，而不揣其本，所以愈治愈重，几至不可救解。夫木郁不疏，但来乘土，

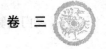

且平日体肥多痰，饮伏胃中，乘肝阳而上越。因郁火而成反胃，中夹痰饮。疏散者既失调和，温补者又欠通利。譬如盲人问路，不得其门，安冀升堂入室耶。起手亦从标治，佐以交泰法，肝已渐疏，又复以沉香、海石和其阴阳，代赭、决明镇其虚逆，又恐胃虚，闻药即呕。先用灶心黄土水调塞鼻，然后药饵得进，甫有生机。随即用宣痞解郁破结压痰之法，以通其腑滞，下结解，自然气顺血和，呕吐止而粥糜进，所谓上病取下之法也。但女子以经通为主，天癸五月不转，亦由肝郁气滞，心脾不和之故。《内经》所谓：二阳之病发心脾。女子不月也，经若不转病。胡云：痊趁气血将和之候，即与调经，兼顾奇经。幸而得效，此中层次更换，颇费苦心。须知临证审病，未可率尔操觚也。

　　又问：黑驴溺与白马通，同列《本草》。马通曾见入方，而黑驴溺未经人道，今转以此得功，何也？

　　曰：马通属阳，白入肺主气分，故血证门中用之。驴溺属阴，黑入肾，尤属阴中至阴，善通水道，故《本草》治妇女反胃痰饮，取其引火下行，最为神速。但气味过臊，恐胃虚者格格不入。思白螺蛳能于水土中潜行成道，且可化阳明郁痰，通厥阴郁火。又得东壁之土拌而阴干，既无气味，又得殊功。此虽幸而偶中，然亦由苦思而得。语云：思之思之，鬼神通之。可不慎思欤。

55. 冯妇　年二十二岁

55.1　两关沉细而数，肝阴脾阴俱有湿热蒸炽，故血虚而燥，经来或前或后，带下极多，面黄唇燥，若不急为调治，恐成骨蒸重证，先用加味逍遥散。

原生地五钱，酒洗　白归身二钱，醋炒　生白芍一钱　炒黑山栀二钱　炒丹皮一钱　生牡蛎三钱　白术一钱五分，土炒　炙甘草五分　银柴胡三分　鲜霍斛五钱

55.2　又　天癸超前而至，不能畅行，脉见两关虚滑，总由肝脾两亏之故。趁此少用调经之法，俾气疏血和最为合证。

全归身三钱，酒洗　川芎五分，酒洗　白芍一钱五分，酒炒　泽兰叶一钱　延胡索一钱，酒炒　楂肉炭一钱五分　炒山栀一钱五分　炒丹皮一钱　川通草四分　川郁金三分，磨　艾叶二片

55.3　又　脉见两关细数，经行不畅，唇干皮茧，营分不充，脾有虚热，再用养荣清脾一法。

炒丹参三钱　全当归二钱，酒洗　泽兰叶一钱　川石斛五钱　茯苓三钱　炒山药二钱　川通草三分　柏子仁一钱五分　炙甘草五分　合欢皮五钱

55.4　又　脉象渐有流利之势，经行颇畅，唇色亦渐有润意，再用养营滋阴一法，可以多服。

酒炒生地三钱　白归身二钱　炒白芍一钱五分　怀山药

二钱　茯苓二钱　钗石斛五钱　柏子仁一钱五分　炙甘草五分
合欢皮五钱

55.5 又　脉气渐和，带亦渐少，面色唇色俱有润泽之意，再照前方加

肥玉竹五钱　白薇一钱　川萆薢一钱五分

55.6 又　阴分虽有和意，仍嫌血燥欠润，可以稍进滋补矣。

原生地六钱, 酒洗　白归身三钱　阿胶一钱五分, 蛤粉炒
大白芍一钱　炙龟板三钱　川石斛五钱　怀山药一钱五分
肥玉竹五钱　柏子仁一钱五分　白薇一钱　川萆薢一钱五分
茯神三钱　合欢皮一两　煎汤代水。

55.7 又　阴分渐有和意，带下未净，再进滋补数服，可以丸药调补矣。

大生地五钱　大熟地五钱　白归身一钱五分　阿胶一钱
五分, 蛤粉炒　炒白芍一钱五分　炙龟板二钱　左牡蛎三钱
川石斛五钱　白薇一钱五分　川萆薢一钱五分　茯神三钱　大
麦冬二钱　合欢皮一两　煎汤代水。

丸方

原生地三两　大熟地四两, 砂仁炒　天冬一两五钱　麦冬
二两　全当归三两　大白芍二两　西党参四两　茯苓三两
怀山药三两　川石斛四两　白薇二两　川萆薢二两　沙苑子
三两, 盐水炒　线鱼鳔三两, 蛤粉炒　陈阿胶二两, 蛤粉炒　白
螺蛳壳三两, 煅　牡蛎三两, 煅　四制香附二两　陈皮一两五

钱，盐水炒　炙甘草五钱

上药治末，先用金针菜一斤，合欢皮八两，熬浓汁去滓，量加炼蜜，为丸桐子大。每空心淡盐开水送四钱。

问：此证渐近骨蒸劳热，治者皆用补阴凉血，愈治愈增。今但用调经解郁而痊，且合欢皮用者颇少，而厥功甚钜，请详示之。

曰：女子以血为主，血虚则热而妄行，故经期超前。血虚则气滞不能宣通，故后期而至。夫经者常也，如海中潮汐，毫不衍期。故曰：信水实则肝气为之疏泄，肝气一郁则火起热生，血被煎熬，不能循其故辙。或前或后，或多或少，久而带脉失荣，变为赤白带下。又久而水病累金，咳嗽蒸热，而血被炽枯，骨中蒸热劳怯成矣。盖女子善怀而多郁，肝最难舒，经期不调，十有九郁。若不认定本原，徒用泛泛养血调经之剂，有何裨益耶。至合欢蠲忿，萱草忘忧，见于嵇中散《养生论》。《本经》称其能养五脏阴液，解郁调经，种种效益与女子尤宜。世人但用作外科收口药，岂不可惜。此花名夜合花，又名马缨花。细叶繁缨，昼开夜合，又能使人欢喜熟眠。医以意会，岂独解郁调经已哉。

56. 唐妇　年二十六岁

56.1　脉沉舌白，经来预先腹膨脘痛，现经期将至，少腹又痛，上连腰胁作酸。此血室虚寒，是以艰于孕育，拟温肾调经一法。

大熟地四钱，砂仁炒　全当归二钱，酒洗　川芎五分，酒洗白芍一钱五分，桂酒炒　炮姜炭五分　楂肉炭一钱五分　小青皮五分，醋炒　小茴香五分　艾叶二片　赤沙糖三钱

56.2　又　脉仍沉数，少腹胀痛，月事过期未至，两胁有气推起，纳食不健，舌苔微白。仿古人通则不痛治法。

全当归三钱　川芎五分，酒炒　老苏梗一钱五分　延胡索一钱五分，酒炒　炮姜炭五分　炒丹参三钱　乌贼鱼骨三钱茜草根三分　楂肉炭一钱五分　川通草六分，经通即止服。

56.3　又　月事虽通，少腹痛胀减而不止，且色甚瘀暗，入夜腹中收痛，此由寒凝血室已久，急需趁此调治，庶可去病。

熟地炭四钱　当归三钱，茴香炒　川芎五分，酒炒　延胡索一钱五分，酒炒　炮姜炭七分　楂肉炭一钱五分　乌贼鱼骨三钱　茜草根四分　茺蔚子一钱五分　艾叶二片　赤沙糖三钱

56.4　又　脉象渐平而少力，月事已通，少腹间有痛胀，腰酸纳少。此带脉少荣，胃气不充之故。法宜养

血兼理脾胃。照前方，去延胡索、乌贼鱼骨、茜草根，加于术一钱五分，杜仲三钱，四制香附一钱，生谷芽五钱。

56.5 又　经过脉沉，左关微见弦数，据述先自腰酸，即为腹痛，究由肝胃不和，血虚气滞，宜养血疏肝为治。

炒松熟地四钱　杜仲粉三钱　归身一钱五分　炒白芍一钱五分　生于术一钱　四制香附一钱　台乌药一钱　广木香五分　续断一钱，酒炒　橘叶十片

丸方

大熟地四两，炒松　当归三两，酒炒　川芎一两五钱，酒炒　白芍二两，酒炒　上党参四两　于术三两　茯苓二两　四制香附三两　延胡索二两，酒炒　杜仲三两，盐水炒　川续断二两，盐水炒　广木香五钱，剉　炮姜炭三钱　楂肉炭一两　炙甘草五钱

上药治末，用益母膏四两，化清阿胶二两，量加炼蜜为丸桐子大，每空心开水送四钱。

问：此亦经脉之病，何但用温调，不主肝郁论治，岂治法有不同欤？

曰：调经虽同，此妇经前腹膨脘痛，不独肝病，脾亦病矣。经云：二阳之病，发心脾，女子不月，二阳者阳明也。以通为补，故不得不用温通。不比冯妇，但是经期不准，血虚多热，热由郁生，故始终但与解郁。此

则血室虚寒，木乘上位，气虚寒滞。故用温通，是一定之理。随证发药，何必同，其实又何尝不同也。

57. 葛妇 西山

57.1 脉见虚弦，两关尤甚。月事落后，脘痛上冲而串散，食入作胀。舌黄，便结，头眩，耳鸣，皆由血虚内热，肝无血养，厥阳易升。法宜养阴柔肝，先和肝胃为治。

大生地三钱　四制香附一钱　归身一钱五分，醋炒　大白芍一钱　生甘草五分　老苏梗一钱　嫩条芩一钱　清阿胶一钱，蛤粉炒　炒黑牛膝七分　橘叶十片

57.2 又　水虚木燥，中土益受其伤。脘痛虽缓，而肝阳仍未潜降。脉弦微解，仍不安静。再用丹溪育阴潜阳法。

大生地四钱　归身一钱五分　龟腹板三钱　生牡蛎三钱　炒白芍一钱　炒山栀一钱五分　炒丹皮一钱　阿胶一钱，蛤粉炒　酒炒牛膝一钱　橘叶十片

57.3 又　脘痛已止，育阴潜阳得效。脉虽和而微有弦急，恐其月事将来，不免脘腹疼痛，须预防之。照昨方加减。

大生地三钱，酒洗　熟地炭三钱　白归身一钱五分　大白芍二钱，半生半炒　甘草一钱，半生半炙　制香附一钱，再用醋

炒　炒山栀一钱五分　粉丹皮一钱五分　橘叶十片

丸方

大生地三两　大熟地三两，砂仁炒　大白芍一两，炒　白归身二两，小茴香一钱研末拌炒　炙龟板三两　煅牡蛎三两　阿胶二两，蛤粉炒　茯神二两，人乳拌晒　线膘胶二两，蛤粉炒　沙苑蒺藜二两　炒丹皮一两五钱　酒炒川芎五钱　苍术五钱　炒栀皮一两　炒神曲二两　白蔻仁五钱　炙甘草五钱　四制香附一两五钱

上药治末，先用上西党参六两，肥玉竹六两，川石斛八两，合欢皮八两，金针菜一斤，熬浓膏，代蜜为丸桐子大，每空心淡盐开水送四钱。

58. 葛　西山

58.1　左关沉迟，肝为寒郁，右关沉弦，脾为木乘，故有脘痛之疾，举发必月余方止。现晨起气升，得暖方快，否则气降复升，必干呕始宽。此血分之寒化热上阻，肺气升降无权。宜肝胃两和，以疏气为主。

瓜蒌皮三钱　薤白一钱，酒洗三次　白蔻仁五分，炒研大白芍一钱　甜杏仁三钱，去皮尖　枇杷叶二钱，刷　橘叶十片

58.2　又　肝胃两和，服药颇适，右关尚有虚弦之象，故干呕虽减，而气仍不舒。再照前方加减。

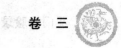

瓜蒌皮三钱　薤白一钱，酒洗　制半夏一钱五分　陈皮一钱　茯苓三钱　炙甘草三分　大白芍一钱，酒炒　白蔻仁五分，炒　枇杷叶二钱，刷　橘络二钱

58.3　又　右关渐和，按之尚嫌细数，早晨不适，气机升降不利者，土虚木克故也。拟东垣土中抑木法，可以多服。

炒冬术一钱五分　生薏米三钱　宣木瓜一钱五分，酒炒　大白芍一钱　炙甘草三分　怀山药二钱，炒　瓜蒌皮三钱　薤白一钱，酒洗　白蔻仁五分　橘叶十片

丸方

上西党参四两　蒸冬术二两　云茯苓二两，人乳拌蒸　制半夏二两　陈皮一两，盐水炒　炙甘草五钱　归身二两，酒炒　大白芍一两，酒炒　瓜蒌皮三两，米炒　白蔻仁七钱　宣木瓜一两，酒炒　炒薏米四两　焦神曲一两五钱　炒谷芽二两

上药治末，炼蜜为丸桐子大，每空心开水送四钱。

问：前二证，俱属肝脾不和，一则用育阴潜阳，一则用培土抑木，岂妇人与男子各有主治欤？

曰：妇病在血，血不养肝，肝阳升而诸病起，故用育阴潜阳法。男病在气，脾气虚则土不生金，金不制木，而肝益肆，故用培土抑木法。一补肝之母以养肝，一补金之母以制木，其实皆肝脾两和也。若男见肝虚，尤宜育阴；妇见脾虚，尤宜抑木。对证发药，难于执一也。

59. 俞妪　吉由巷

59.1　脉沉数而涩，年过五旬天癸未断。逢期四肢抽痛，两三日始安，血虚不待言矣。现左偏头颅刺痛，牵连耳后十余年。前曾有此疾，现复举发，总宜养血熄风为是。

地黄一两，生熟各半　川芎六分，酒洗　白归身三钱　炒白芍一钱五分　炙龟板四钱　炒牛膝一钱　池菊炭一钱五分　石决明一两，盐煮　枸杞子二钱，炒黑　冬桑叶一钱

59.2　又　照前方加蛤粉炒阿胶二钱。

煨枣方

南枣二斤　绵黄芪二两　黄甘菊五钱　冬桑叶二两　新会皮五钱

上用水同煮，以枣烂为度，去药单食枣，每空心啖七枚，开水送。

60. 傅　萧山，十六岁

60.1　脉左沉右浮，先天不足，阴虚阳越，故头痛忽发忽止，间有脘痛少食。年已成童，人道未通，皆肝肾不足之故。宜用育阴回阳法。

大熟地四钱　怀山药二钱　茯苓二钱　炙龟板三钱　怀

牛膝一钱五分　归身二钱，小茴香炒　甘枸杞一钱　池菊炭一钱五分　鹿胶一钱，蛤粉炒　鲜荷梗三尺

60.2　又　右脉稍起，左脉仍沉弱无力，先天真水不足，外无他病，惟人道未通，自应用填补真阴以通阳道。

制首乌四钱　甘枸杞二钱　沙苑蒺藜三钱，盐水炒　菟丝子一钱五分　陈阿胶一钱五分　车前子一钱　炙龟板三钱　鹿胶一钱，蛤粉炒　韭根白一钱　放淡海参一两　煎汤代水。念服愈。

61. 余　贵弄内，五十一岁

61.1　左脉沉缓，阴分素有寒湿，右脉弦数，阳明之热夹湿上蒸头目，头痛目昏久而不愈。此由肺不司降，浊阴上蒙之故。法宜清降为先，继以温滋，自可复旧。

桑白皮一钱五分，蜜炙　葛根一钱　薄荷叶四分　池菊炭一钱　蔓荆子一钱　茯苓三钱　百合四钱　谷精草三钱　牛膝一钱，盐水炒　鲜荷梗三尺。

61.2　又　脉仍沉滞，右手寸关，微见小数。此积湿化热，上蒸肺部，故两目白睛昏黄不清，视物不能清爽，且头目之间，自觉有一团昏浊之气上蒙。仍宜降浊升清为治。

北沙参四钱　桑白皮一钱五分　地骨皮二钱　密蒙花一钱　黄甘菊花二钱　赤小豆三钱　绿豆皮三钱　谷精草三钱　冬桑叶三钱　生薏米五钱

61.3　又　照前方去地骨皮，加细生地三钱，煅磁石一钱，生甘草五分，十服愈。

62. 顾　平江路

62.1　脉左强右弱，素质气分亏弱。偶为风阳上受，巅顶抽痛，两旬不解，现又移至右偏头痛。法宜益气祛风可愈。

生黄芪一钱五分　防党参三钱　于术一钱　茯苓三钱　制半夏一钱五分　炙草五分　炙升麻三分　藁本五分　防风一钱　黄甘菊花一钱

62.2　又　头痛已止，右脉稍嫌沉缓，腹胀眉棱骨酸，皆系寒湿积于中宫，久而化热上蒸之故。宜健脾利湿为治。

炙黄芪一钱五分　炒黄芩一钱　蒸冬术一钱五分　制半夏一钱五分　陈皮一钱　茯苓皮三钱　大腹皮一钱五分　车前子一钱五分　川草薢三钱　炒薏米三钱

62.3　又　脉平而沉，诸证俱愈，惟素体血虚多火，阴津不能上承，宜养阴和胃法。

原生地三钱　怀山药一钱五分　川石斛三钱　白归身一

钱五分　炒白芍一钱　大麦冬三钱　肥玉竹五钱　新会皮一钱　炙甘草五分　南枣二枚

62.4　又照前方加炒熟地三钱，炒牛膝一钱五分，酒炒宣木瓜一钱。

丸方

人参固本汤合六味六君蜜丸，每服四钱开水送。

问：头痛总属三阳，外感内伤久得闻命矣。往见外感用散，内伤用补，俱不克应手而瘳①。今观前四证，服药不多，皆得豁然无恙，请详示之。

曰：头痛之证不一，因气因痰因虚及外感四气，或为酒食所伤，或因作劳过度，皆足以致。然谓之痛，总是郁而不通之故，痛甚者，火多故也。风寒头痛，凡恶风寒而痛者是也。肥人多主湿痰，瘦人多主虚火炎上。气虚痛在午前，甚或自汗气短。血虚痛在午后，入夜尤甚。巅顶属风，偏疼分左血右气。壮实人，热痛甚，大便结燥，宜下。头痛连眼，乃风热上攻，宜散。各有治法，详载方书。必须先审定虚实寒热，气血阴阳，方可随证发药，庶无贻误。即如前四证，或育其阴，或降其浊，或益气以祛风，或熄风先养血。要皆疏中带补，补中带疏，参以活法，不执板方，故皆能应手而愈，较之专散专补，似胜一筹。昔贤治头痛表证久而不止者，知

---

①　瘳：痊愈。

风药燥血之故，即用当归、木通二味浸酒中，三日重汤煮滚，乘热饮之至醉，令去枕卧，醒则头痛若失。有志活人者，倘能推此用之，思过半矣。至黄芪为头痛要药，《本草》述其功用极多。今人恶其壅气，皆弃之不用。不思玉屏风散、升阳益胃汤、补中益气汤、当归养血汤、当归六黄汤，皆以此为君，岂古人之偏嗜欤，抑用佐之不得其法也，吾不得而知之矣。

63. 张妪　陈墓

63.1　脉沉迟而滑，气滞痰郁，积于肺胃之络，久而成厥。发则气塞神昏，卧不能起，状类痫证，年过五旬，气血已衰，驱除匪易。经云：治痰先治气。议顺气导痰法。

竖劈党参八钱　陈皮一钱　旋覆花一钱五分　朱拌茯神四钱　石菖蒲四分，朱拌　川石斛三钱　大生地五钱　制半夏一钱五分　鲜橘络一钱五分　盐煮石决明一两

63.2　又　脉象颇平，稍嫌无力，旧时痰疾，竟未举发。前药颇合病情。照前方去旋覆花、橘络加党参七钱，炒香丹皮一钱。

63.3　又　脉象颇平，但嫌少力，痰证渐愈未发。仍宜再为调补，拟加味服蛮煎。

竖劈党参一两　陈皮一钱　茯苓三钱　原枝地黄六钱，

生熟　石菖蒲五分　制半夏一钱五分　蒸冬术一钱五分　茯神三钱　炒丹皮一钱　炙甘草五分　青花龙骨二钱　煅牡蛎三钱　橘叶一钱

　　丸方

　　照前方加十倍，炼蜜为丸，桐子大。每晨空心开水送三钱。

64. 汪　西汇

64.1　脉沉细而缓，昨乘舟入城，忽而眩晕跌仆，肢冷遗溺，口中血涎流出。移时始复，自觉心中不适。饮食减少，夜寐不宁。此气血本虚，又兼劳心劳体，是以旧疾复发。急宜静养方妙。

　　茯神三钱，朱拌　大麦冬二钱　大生地五钱　丹参一钱五分　川贝母一钱五分　陈皮一钱　龟板三钱　炒牛膝一钱五分　黄甘菊一钱五分　盐煮石决明二两

64.2　又　脉平而沉，按之少力。厥晕虽未复来，精神尚难复旧，舌白而滞。仍宜养阴利湿为治。

　　大生地五钱　大熟地五钱　怀山药五钱　茯苓三钱　泽泻一钱五分　炒丹皮一钱五分　川萆薢三钱　川石斛三钱　白蔻仁三分　茯神一两　盐煮石决明一两

64.3　又　每空心开水送磁朱丸三钱。

64.4　又　脉颇平沉，厥晕可不复至。惟胸中常觉

不适，此湿热稍退，心营不足之故。拟归脾汤加减。

上党参五钱　炙黄芪一钱五分　炒熟地五钱　茯神三钱
枣仁三钱　远志一钱，甘草水浸　归身一钱五分　广木香五分
蒸冬术一钱

仍服磁朱丸三钱。

64.5　又　左脉稍起而寸虚，右脉渐平而关滑。此心营不足，胃气不和，故有嘈杂夜不能寐等证。法宜养营和胃，方为合剂。

柏子霜一钱五分　茯神三钱　炒丹参二钱　制半夏一钱五分　陈皮一钱　茯苓三钱　炙甘草五分　砂仁五分　大麦冬一钱　真桂圆肉三钱　合欢皮一两

又　照前方加上西党参五钱，炒薏米五钱。

64.6　又　养营和胃，服之颇适，再照前方加党参三钱，熟地六钱，砂仁炒，白归身一钱。

丸方

育阴潜阳合归脾汤

用合欢皮八两，川石斛八两，薏米四两，真桂圆肉四两，熬浓汁，溶入陈阿胶三两，代蜜捣丸桐子大，每空心淡盐开水送四钱。

问：痰厥一证，卒然昏不知人。既类中恶，又类癫痫。治者往往无效，今皆应手而痊，请详示之。

曰：《内经》厥有八证。痰厥其一也，发时卒然暴死，手足厥直，昏不知人，移时自醒。其异于中恶者，

始无吐利并行，既无妄言、谵语。异于癫痫者，发时无摇头、抽搐、羊鸣，醒时无口吐涎末等状。大抵皆由气血两亏，阴阳互有偏胜而起。盖阴胜则寒，阳胜则热。气虚则痰易凝，血虚则气易逆。若不辨其虚实阴阳，乱用中恶、癫痫门中方药治之，未有不误人生命者。总之，治痰先治气，原可与类中相参看也。即如汪以旧疾，因劳而发。久病无实，故始终以安神、调气、养营而愈。张以气滞痰郁所至，故先为顺气导痰，既为调和气血而愈，不过能辨其虚实而已。然二证皆厥后，未厥时来诊者。若厥势方张，脉无可凭，必得苏后细参，庶可无误。此时善用针者最妙，然未有真传不可妄动。余少时有秘传拿法，试之无不应者，不应亦竟可勿药矣。向在虎邱观会，有少妇抱幼子，杂人丛中，其子一啼而厥。余适至，友人命视之。余以手掐其子手背，随手而醒，即令其抱去将息，无不以为奇者。近寓中，对门绸铺有老者，年过六旬卒然厥去，求救于余。急往视之，亦以此法，立即苏醒。随与万愈中和饮一服，次早即来寓相谢，亦快事也。此穴在手背上，食指中指之中，横筋上软处，名威灵穴，为周身气血所注之地。将两手大指甲，用力掐之，男左女右，其应如响，书之以备同志采择。

65. 秦妪 西山

65.1 脉沉无力，阴虚阳越，故有头痒起皮、耳鸣目昏。眉棱骨一痛，眼中胬肉即突而红肿。一派风阳上入阳明，与泛泛目疾不同，仿育阴潜阳法。

原生地三钱　大熟地三钱　归身一钱五分　炙龟板三钱　炒牛膝一钱五分　甘枸杞一钱五分　黄甘菊一钱　陈阿胶一钱五分，蛤粉炒　冬桑叶一钱　盐煮石决明一两

65.2 又　脉象稍平，目疾未发。连日少劳，脾胃为湿气所困。故食入未能轩爽，而头皮燥痒如故。再于养血疏气中佐脾胃之品。

大生地五钱　炙黄芪一钱五分　防风八分　蒸冬术一钱五分　炒蒺藜三钱　归身一钱五分　大白芍一钱　黄甘菊一钱　茯苓三钱　粉丹皮一钱　生甘草五分　炒黑大麦仁三钱

丸方

大生地三两　大熟地三两，砂仁炒　怀山药四两　茯苓三两，赤白　泽泻一两五钱，盐水炒　粉丹皮一两五钱　甘枸杞二两　白蒺藜三两　池菊炭一两五钱　冬桑叶二两　天冬肉一两五钱　麦冬肉三两　炙龟板五两　炒牛膝一两　炒薏米四两

上药治末，陈阿胶四两，酒溶化量加炼蜜为丸如桐子大，每空心开水送三钱。

问：治此证者，皆用眼科套剂。今以育阴潜阳奏

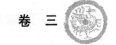

功，岂此证非目疾欤？

曰：五脏六腑皆属于目。虽证见于外，实由内发也。况此妇头痒起皮，耳鸣目昏，必眉棱一痛，始有胬肉突而红肿，一派风阳上越无疑。脉又沉而无力，阴虚更不待言，治以育阴潜阳是一定之理。夫阴升阳降，即是既济之象，何疾不除，岂区区目之红肿耶。

66. 许妇　花桥巷

66.1　脉象沉迟，积寒成饮，进食濯濯肠鸣，非呕即泻，医治年余，未能有效。思中虚饮积，非温不可，而上逆之虚热，又非清不降。拟治中合左金法。

冬术一钱五分，土炒　炒黑干姜七分　炙甘草五分　小青皮五分，醋炒　陈皮一钱　茯苓三钱　半夏一钱五分，姜制左金丸七分　鲜荷梗二尺

66.2　又　照前方加上党参三钱，砂仁炒熟地五钱。

66.3　又　脉象颇平，自述得吐之后，胸膈颇宽，濯濯之声亦止。现所进饮食，又渐渐化痰作响，思吐法极妙，恐与妇女多呕伤阳相犯，再用咸降一法，庶下焦可通，痰从大便而出方稳。

旋覆代赭汤加太阴元精石、白螺蛳壳、盐水炒牛膝、川通草。

66.4 又　右脉颇平，左关按之稍见细弦。此脾土渐有转机，而肝阳借君火之余威，未肯避舍。故又有逆上作酸之势。总之肝郁则百病生，仍以养而疏之。照前方去元精石、代赭石加土炒归身、老苏梗、合欢皮、金针菜。

66.5 又　脉平而沉细，上热下寒，格拒不通。故食入不能下膈，自觉腹中水浆濯濯，得热手常按方适。不用温通，虽偶平，亦必即发。仿仲圣温通一法。

大熟地一两，童便制附子四分，煎汤拌炒去附　太阴元精石一钱　猪苓二钱，桂枝四分煎汤拌炒去桂　紫降香汁五分　茯苓三钱　冬瓜皮三钱，炙　海浮石三钱　土炒冬术一钱五分　自制清宁丸一钱同煎。

66.6 又　脉象沉软，得便肝阳已降，胃气终不能舒。故食入半日，始能落肚，此中气渐虚，肺膈血少，渐有噎格之象。再用清养肺胃法，暂停温通之剂。

瓜蒌皮三钱　薤白一钱，白酒洗　半夏曲一钱五分，姜制　黄芩一钱，酒炒　归须一钱，米炒　枳壳一钱五分，麸炒　北沙参三钱　杵头糠一钱，蜜拌　赤小豆一钱五分　荷叶包饭炙灰一钱

66.7 又　脉证亦渐向安，惟脾阴大伤，不能健运交阴分，便有腹膨吞酸、酸水上泛等证。再照前方去黄芩、归须、荷叶，加土炒归身、酒炒白芍、伏龙肝一两，搅水淀清煎药。

饭后服枳术丸二钱。

66.8　又　风木乘土之证翻覆最多，究其原，皆由脾胃久伤，不能建立中气，以致食入气逆呕吐，几有反胃之意。今脉象平软，肝逆复作，自应用培土抑木法。

土炒于术一钱五分　茯苓三钱　瓜蒌皮三钱　姜制半夏一钱五分　蜜炙陈皮一钱　醋炒青皮五分　老苏梗汁八分　炙甘草五分　白芍一钱五分，桂酒炒　陈高粱一两　饭后仍服枳术丸。

膏滋方

肥玉竹六两　麦冬三两　土炒于术四两　茯苓四两　姜制半夏三两　陈皮二两，盐水炒　醋炒青皮一两　醋炒当归三两　白芍二两，桂酒炒　老苏梗一两　麸炒枳实八钱　橘叶四两　瓜蒌皮三两　海浮石三两　陈高粱六两

上药长流水熬浓汁，去渣用神曲一两，炒研细末收膏，每空心开水冲三钱。

67. 颜　穿珠巷

67.1　两关沉滑，右手尤甚，此由思虑伤脾，脾虚饮伏，故食入非嗳即胀。六君但能和脾，不能宣郁，是以久服无效。法宜宣郁扶脾，治饮方妙。

上党参三钱　制半夏一钱五分　川郁金七分　茯苓三钱

名医译解吴盂事

冬术一钱五分，土炒　炒薏米三钱　焦神曲一钱五分　黑栀子一钱五分　新会皮一钱　合欢皮五钱　金针菜五钱

67.2　又　左脉颇起，右脉仍沉，肝经稍觉舒散，而脾中伏饮未清。故食入胀渐解，而嗳未痊。再照前方加减。

直劈党参五钱　陈皮一钱　制半夏一钱五分　白蔻仁五分，盐水炒　焦神曲一钱五分　冬术一钱五分，土炒　炒薏米三钱　川郁金五分　白芥子五分　合欢皮五钱　金针菜五钱

67.3　又　照前方去白芥子加肥玉竹五钱，蒸五味十四粒。十服愈。

68. 王女　西汇

68.1　髫龄弱质，脾胃不充，多痰少纳，脉来沉软，宜加味异功散调之。

炙黄芪一钱　上西党参三钱　蒸冬术一钱五分　茯苓三钱　炙甘草五分　新会皮一钱　制半夏一钱五分　炒薏米三钱　生姜一片　大枣二枚

68.2　又　脉象颇平，食亦渐进，惟痰仍未减，再照前方去薏米加焦神曲三钱，炙鸡内金三钱。

68.3　又　照前方去姜枣加枇杷叶露三钱。

丸方

炙黄芪三两　上党参六两　蒸冬术二两　制半夏二两

新会皮一两　茯苓三两　归身二两，酒炒　白芍一两五钱，桂酒炒　炒薏米三两　鸡内金三两　炙甘草五钱　冬桑叶二两

上药治末，蜜丸桐子大，每空心开水送四钱。

问：《内经》止有积饮之说，本无痰饮之名，至仲景始分痰饮、悬饮、溢饮、支饮之义，随证立方，而与后人所立风痰、湿痰、热痰、酒痰之法不同。往见今之治饮者，不问元气何如，一味用消痰驱饮之治，未见有能痊者。阅前二案又皆得收功，何也？

曰：痰饮见证，其人素壮今瘦，肠间沥沥有声，古人谓之伏痰留饮，停饮既久，未有不为痰者。盖气道闭塞，津液不通。譬如沟渠，壅遏积淹停滞，则倒流逆上，瘀浊臭秽，无所不有。若不使沟渠流通，而欲澄已壅之水，无是理也。故善治痰者必治气，气顺则一身之津液随气而顺矣，何伏痰流饮之有。大凡为喘咳，为呕泄，为眩晕心嘈，为怔忡惊悸，为寒热痛肿，为痞膈壅闭，为胸间辘辘有声，或背心一片冰冷，皆痰也，皆当顺其气，随证调治。然未有不由于元气亏乏，阴胜阳衰而起。故仲景云：病痰饮者，当以温药和之。所立诸方，后人不能深通其意。非破气，即补阴，皆与仲景之意相背焉，冀有功耶。余治此证多矣，今仅存三案，虽治法不同，而意则皆遵仲景也。语云：取法乎上，谨得乎中，阅者谅之。

名医详解吴壶事

69. 钟 木渎

69.1 肺主生气，肾主纳气。今中气本虚，肾又弱不能吸，故三焦升降不利，据述由腰胀而中脘不舒，用补阴药，亦尚能受，但气机不顺，究竟能俯而不能仰，须于督带二经，少为培补，而总以通调气分为主。

九香虫八分，酒炒　生于术一钱，米泔水浸　杜仲粉二钱　车前子一钱　大熟地四钱，砂仁炒　归身一钱五分，小茴香炒　鹿胶一钱，蛤粉炒　龟胶八分，蛤粉炒　橘叶十片

69.2 又　照前方加五倍为末，用党参三两，炙黄芪一两，煎浓汁，量加炼蜜为丸，每空心开水送三四钱，立夏后再换方。

又丸方

上党参四两，陈仓米炒　冬术一两，土炒　制半夏二两　炙黄芪二两，黄芩一钱煎汤再炒去芩　陈皮一两，蜜水炒　大熟地六两，砂仁炒　归身三两，小茴香炒　茯苓三两　菟丝子二两，酒浸炒　杜仲二两，盐水炒　川断二两，盐水炒　煅牡蛎三两　九香虫五钱，酒炒　橘核二两，炒黑　麦冬二两，米炒　蒸五味五钱　炙甘草一两　车前子二两

上药治末，用阿胶四两，线鱼膘胶三两，龟胶二两，鹿胶一两。

酒溶代蜜为丸桐子大，每空心开水送四钱。

如稍觉胸愧脘胀，即以橘叶十片，煎汤送之。

问：此证近于五损，所服皆天真大造等丸，何以毫无效益？

曰：虚者补之，何尝不是，但用补必须灵动，方能有效。譬如此证，始由水不涵木，木虚火生，上乘脾土，而中气虚，则三焦无权，升降失司，而督带由此渐损。乌龙丸为肝肾妙剂，再佐以二仙膏、橘叶，补中有疏，自然有效。若一味温纳，能免胶柱鼓瑟之诮耶。

70. **汤** 通和坊

70.1 右关沉细，而带微数，舌光尖有细碎红点，此由胃阳本虚，又缘吐血之后，胃无汁液。故有早起，咳呛不食则嘈，得食少缓，食入不香等证。仿古人诸虚不足，先建其中治法，但去过辛过温之品。

怀山药三钱　茯神三钱　川石斛三钱　炙甘草五分　陈皮白一钱　黑豆皮一钱五分　麦冬肉一钱五分　金华枣二枚　饴糖三钱，溶　建兰叶二片

70.2 又　脉象稍起，舌尖红点虽减而未净。早起仍有咳呛恶心，目难久视，腰板微痛，腿酸少力。总由血去阴虚，胃有余热之故。建中仍不可少，少佐培阴益

阳为是。

北沙参三钱，米炒　炙黄芪一钱五分，黄芩七分煎汤炒去芩　归身一钱五分，土炒　炒白芍一钱　炙甘草五分　茯神三钱　炒杜仲一钱　蒸冬术一钱　橘皮一钱，蜜水炙　橘叶七片　化入饴糖二钱。

70.3　又　寸关渐觉有神，两尺尚嫌虚数，早晨咳嗽痰少，动则气急欲喘。此肾部水不养火，火虚易升，不能纳气之故。宜纳气归原法。

大生地三钱　大熟地三钱，砂仁炒　归身二钱，醋炒　炒黑牛膝一钱　龟板炭三钱　怀山药二钱　茯苓三钱　炒黑丹皮七分　炙甘草五分　橘叶七片

70.4　又　两尺虚数渐解，服药尚属安适，惟早晨咳呛未净，不耐烦劳，腰软神倦。再照前方加减。

大熟地五钱，炒松　归身二钱，醋炒　甘枸杞一钱五分　天冬肉一钱五分　怀山药三钱　炙龟板三钱　川石斛三钱　茯苓二钱　杜仲一钱五分，盐水炒　糯稻根须二钱

丸方　失载。

问：此证与新阳汪氏，大同小异，得非胃药收功之法欤？

曰：然，但建中之后，下元虚象益见，又不得不用贞元镇纳等法矣。

71. 董　渡僧桥

71.1　左脉沉而平，右关按之细数，此由中气本来不足，脾虚夹湿，热阻气分，故胸中少腹俱有痞胀之证。十年以来，有感即发。二便或清或浑，或溏或结，皆脾肾不足之故。拟两补法。

大熟地五钱，砂仁炒　苍术八分，黑芝麻炒　炒干姜五分　瓜蒌皮一钱五分　薤白一钱，白酒洗　制半夏一钱五分　小青皮五分　茯苓皮三钱　炙甘草五分　长须谷芽一两　煎汤代水。

71.2　又　服药颇适，脾肾两补之法，与证大合，今诊右脉亦渐有和意。惟病久中虚，亦应少为照应。

大熟地七钱，砂仁炒　茅术七分，黑芝麻炒　炒干姜四分　制冬术一钱　陈皮一钱五分　茯苓皮三钱　炙甘草五分　瓜蒌皮一钱五分　薤白一钱，白酒洗　长须谷芽一两　煎汤代水。

71.3　又　脾肾两调颇合病情，据述受暑发痧，稍服凉剂，便觉胸痞复至，兼之胁胀溺黄。仍宜温中兼利水为治。

瓜蒌皮三钱　薤白一钱，白酒洗　赤苓三钱　制半夏一钱五分　橘络一钱　炙甘草五分　制冬术一钱五分　宣木瓜一钱，酒炒　鲜荷梗三尺

71.4 又 左脉颇平，右脉尚嫌沉弱，此脾阴不健，以致中气多虚，胸痞常发。温中利水渐愈，若欲治其本原，仍以脾肾两调为是。

大熟地五钱，砂仁炒 薤白一钱，白酒洗 赤苓三钱 制冬术一钱五分 橘络一钱 瓜蒌皮三钱 洋参一钱，桂圆制 宣木瓜一钱，酒炒 白扁豆三钱 鲜荷梗三尺

71.5 又 脾肾双补法，服之颇适。脉亦渐和，胸痞渐宽，食亦稍增。惟少腹仍有胀逆，自觉膈上热入不适。此肺气虚热未清，故不能司降，以致冲任二脉，时有上逆之势。

洋参一钱五分，桂圆制 制冬术一钱五分 茯苓二钱 大熟地六钱，砂仁炒 归身二钱，小茴香炒 小青皮五分 天冬肉一钱五分，米炒 枳壳一钱，麸炒 橘叶十片

71.6 又 左脉颇平，右寸稍嫌浮洪，右关亦大。此肺胃余热未清，不能通调水道，故二便或散或涩，津液不充。故膈以上，均未能滑利，与上焦如雾相左，自应清调肺胃以治化原。

北沙参三钱 鲜霍斛三钱 原生地三钱 大麦冬二钱 天冬一钱五分 炒山栀一钱五分 白扁豆一钱五分 橘叶十片 荷叶三钱 阳春砂仁五分

丸方 失载。

问：此证中虚夹湿，用脾肾双调为治，可谓得其主脑矣。何又以清调肺胃，始获全功也？

曰：湿由下受，脾之所恶。胸腹痞胀，十年不痊。脾肾之亏，可以想见。故起手即用黑地黄法，佐以萎蕤既可宣痞，亦防过燥。但二术究属刚剂，虽统以熟地，俾中下湿去阴和，而气分虚热究难兼治。所以偶有劳感，胀痞即发。二便不调，少腹痞气间或上逆，脉转浮洪。膈上气不滑利，是中下之湿渐去，而气分之热仍存，以致津液不充，升降失司，二便难以通调，自不得不舍刚用柔，易温为清，以治化源。譬如阴土积湿，非日光不能照干。若久晴不雨，又有过燥不滋之患。所谓调燮阴阳，随机应变，并非前后两歧。试观古贤陈案，始用硝黄，继用参地；始用桂附，继用芩连，何尝执一不变，误人生命哉。

72. 戴　南濠

72.1　似风非风，似怯非怯，起居如常，而胸中懊憹不适，以致睡梦遗泄，鼻塞咳呛，肢软神倦，恍惚不能自鸣其状，此《金匮》所谓百合病也。遵仲圣法为治。

百合四钱，瓦上焙　款冬花一钱五分，蜜拌　茯神三钱　陈阿胶一钱五分，蛤粉炒　川贝母一钱五分　川郁金三分　生甘草五分　合欢皮三钱

72.2　又　百合一证，调治功效甚缓，今咳嗽少

松，鼻塞未通，脾倦口渴，舌红脉数，仍照前法少佐心脾两经清滋之品。

百合四钱，瓦上焙　款冬花一钱五分　茯神三钱，朱拌　制半夏一钱　炒淡芩一钱　生甘草五分　桔梗五分　桑叶一钱五分，米炒　炒怀山药二钱　长须谷芽五钱

72.3　又　脉象渐和，病情大减，惟气分少弱，肢软脾倦。再照前法稍进清补。

百合四钱　款冬花一钱　怀山药一钱五分，炒　北沙参四钱，米炒　制半夏一钱　生粉草五分　炒薏米三钱　茯苓三钱　车前子一钱　长须谷芽五钱

72.4　又　诸证俱愈，惟右关按之无力，故饮食仍不香甜。再用补土生金一法，可以就痊。

百合四钱　怀山药二钱　蒸冬术一钱　白扁豆二钱　上党参三钱　制半夏一钱　陈皮一钱　炙甘草五分　长须谷芽八钱

72.5　又　脉平证适，再调养金水数剂，可以丸药培补矣。

大熟地四钱，砂仁炒　归身一钱五分　制半夏一钱五分　陈皮一钱，盐水炒　茯苓三钱　炙甘草五分　百合四钱　白扁豆二钱　怀山药一钱五分　长须谷芽一两

八仙长寿丸，每空心开水送四钱常服。

问：百合一证，虽《金匮》立方用者颇少，今用古法加减，厥疾乃瘳，究竟辨证用药之意未得明晰。

曰：百合病似无病，又似无不病，脉象起居亦如平人，而内外上下，举止动静，俱觉无一是处。揆厥因由，究系肺经不调轻病，盖肺主皮毛，而朝百脉，又为娇脏。寒热劳瘁，皆能耗其治节之气，却在皮毛轻浅，故诊脉不见病象，若一用重剂，反恐变增他证。故仲景但用清轻上浮之品，以调其气分，借百合无病不合之意，以为主药，却于病证相合，肺得清润，则百脉俱能受益。再随其见证，而加减之，自然诸证渐瘥矣。医者意也，仲景所以为医中之圣欤。后东垣《李氏秘录》中，有万愈中和饮一方，治证极多，亦以百合为主药，即仿仲景法也。张路玉《本经逢源》，极称百合功能，清而不凉，滋而不腻，通二便调百脉，为肺部妙药。且以为山中蚯蚓所化，曾于掘出亲见之。夫蚯蚓为地龙，能通经络，或亦理之所有，或云此系野种，与外科尤宜。然不妨阙疑，以俟博物君子。

73. 汪

73.1 脉象弦数，两尺尤甚，本由湿热伤胃络，血上溢久久，脾亦受伤不能生金。故气分每难流利，且血去阴虚，肝无所养。上升则耳热心悸，下降则腹痛泄泻。东垣治病必以脾胃为先，况此木旺之岁与时耶，但培土必先抑木。《内经》所谓：病在中，旁取之也。所

名
医
详
解
吴
壶
事

喜寝食如故，病在络而不在经，尚可调治。

蒸冬术一钱五分，芝麻一钱五分同炒黑　茯神三钱，朱拌
丹参一钱五分，炒黑　夜交藤二钱，酒炒　白芍一钱，炒黑　宣
木瓜一钱，酒炒　瓜蒌皮一钱五分，米炒　生薏米三钱　橘叶
十片　藕节五个

73.2 又　脉象颇平，两尺已见虚象，据述夜间梦
泄交阴火升，两颧微红，舌心白垢滑腻。胸中气不宣
爽，痰中带红，间有青莲色。此由肝肺两经湿热未净之
故，拟清调金土以制木。

北沙参三钱　当归须一钱，炒黑　怀山药三钱，炒松　茯
神三钱　瓜蒌皮一钱五分，米炒　川石斛三钱　建兰叶三钱
川萆薢一钱五分　生甘草五分　建莲三钱，去皮

73.3 又　右脉颇安，左脉按之沉弦而滑，素有湿
痰成饮流于支络。近因肝阳上越，心悸，左耳觉热。即
有痰中带血，面部火升，筋络微动，此风木乘火而升，
忽升忽降。必须用柔以熄风，佐以咸降，则血可止，而
火不升矣。

泡淡海参一两　浸淡菜五钱　酥鳖甲一钱五分　炙龟板
三钱　煅牡蛎三钱　阿胶一钱五分，蛤粉炒　黑芝麻三钱　二
桑叶一钱五分，米炒　陈皮白一钱　浸淡陈花海蜇头八钱
去皮荸荠五钱　同煎汤代水。

十服痊愈。

问：此证似成劳怯，服药数年俱无成效，今十数服

竟得豁然，岂尚未成劳怯欤？

曰：血证门类极多，必先辨明在络在经，方有下手处。此人素常嗜饮好内，阴虚湿热久积，以致脾胃受伤，不能上生肺金，金气既虚木无所制，肾水又不能涵养，虚火上炎，络伤血溢。治者非清凉，即滋补，未能求其病原。故久而不痊，幸寝食如常，经未受损，且无咳呛蒸热等证，故起手即用东垣法，土得益而木邪渐退，然后现出阴虚诸象。犹未敢即用滋腻，恐碍脾土，仍清调金土以制木。迨右手脉象得安，气分渐和，然后用咸降养肝一法，遂得火降血止，豁然如初。始终未用二地、二冬者，防其不利脾土也。可见东垣补土生金一法，实为虚怯门中，开不二法门，何留心司命者竟漠不关心也。

74. 夏 朱泗巷

74.1 脉见右关细数而滑，舌苔浮白。此胃气不和，挟痰火以上升。故卧枕觉头眩、恶心，夜卧不宁。法宜和胃清心为治。

茯神三钱　酸枣仁三钱　制半夏一钱五分　陈皮一钱
黄甘菊一钱　冬桑叶一钱五分　生薏米三钱　炙甘草五分
竹叶二片

74.2 又　脉象渐平，头眩已止。惟欲寐不熟，此胃气稍和，心营不足之故。宜调心肾，少佐和胃之品。

大熟地五钱　炙黄芪一钱五分　蒸冬术一钱五分　上党参三钱　茯神三钱　枣仁三钱　远志肉一钱,甘草水浸　归身一钱五分　陈皮一钱　桂圆肉五钱　合欢皮五钱

74.3 又　脉平而软，高年气血俱亏，故虽得寐不熟，且自觉梦境不清。此心脾两虚，神魂不宁之故。宜气血平调，少佐安神之品。照前方去枣仁、陈皮加

煅龙齿二钱　生甘草四分

74.4 又　左脉极平，右手关尺按之稍数。此脾阴不健，强食难消。故大便带溏，夜寐不熟，耳痒出水。宜脾肾两调。

大熟地八钱,砂仁炒　怀山药三钱　茯神三钱　蒸冬术一钱五分　酸枣仁三钱　远志一钱,甘草水浸　泽泻一钱　西党参六钱　炙甘草五分　建莲肉三钱　桂圆肉五钱

74.5 又　脉象颇平，但嫌少力，高年心肾不交，故能寝而不能熟。总以阴阳平调，养心交肾，最为合法。照前方去泽泻、远志，加柏子仁霜一钱，朱拌麦冬一钱，归身一钱五分，酒炒白芍一钱。

74.6 又　照前方加米炒桑叶一钱五分。

丸方

即以前方加十倍，用桂圆肉熬膏，少加炼蜜为丸，每空心开水送四钱。

75. 刘　北街

75.1　左脉沉虚，右脉虚大而弦，阴虚阳越，木火上升，发为头眩足冷，汗多咳呛。急宜育阴潜阳，预防厥中。拟防眩汤加减。

炒枯熟地五钱，童便制附子三分煎汤炒去附　炒归身二钱　炒白芍一钱　明天麻五分，煨　直劈党参四钱　蒸冬术一钱　炙黄芪一钱五分　陈白皮一钱　枸杞子三钱　黄甘菊一钱五分　炒黑牛膝一钱　盐煮石决明一两

75.2　又　脉沉平，两尺少力。此由阴虚阳越，故上见耳鸣鼻红，咳呛口腻，食不知味。与固本二陈法最合。

大生地三钱　大熟地五钱　天冬一钱五分　麦冬一钱五分　制半夏一钱五分　陈皮一钱　茯苓三钱　炙甘草五分　米炒桑叶一钱

75.3　又　音虽属肝，其本出于丹田，气海不充，则非用力不能提起。脉见右寸少力，肺气耗而不肃，故卧则声易出，而起则难自应。补中敛气为治。

上党参四钱　蒸冬术一钱五分　茯苓三钱　炙甘草五分　制半夏一钱五分　生诃子一钱　大麦冬三钱　陈皮白五分　当归须一钱五分　芦衣十筒　十服愈。

问：眩晕一证，言其眼目卒然昏花，如屋旋转，如

名医详解其壶事

立舟船之上。起则欲倒，似属相同。而丹溪先生立头眩
一条，又立眩晕一条，未知何意？

曰：眩晕之证不一，丹溪谓其痰在上火在下，火炎
上而动其痰，然亦统论未详悉。其致病之因也，有因湿
者，脉细体重是也。因暑者，脉虚烦闷是也。有因风
者，脉浮有汗是也。因寒者，脉紧体疼是也。因郁者，
脉沉痰火随气上厥也。因湿痰者，脉缓滑，呕吐身重是
也。喜热，手按之而定者，阳虚也。热，手按之不定
者，阴虚火上炎也。大凡诸证，气实血实者，下之即
定。气虚血虚者，镇纳自安。究竟虚者多，而实者少，
即如前证。治虽不同，要皆调补气血而愈。可见治病必
求其本，先问所因，《内经》之旨，不可违也。至眩仅
眼目昏花，其证浅。晕则天旋地转，其证重。眩或未必
晕，晕则必兼眩。丹溪分而为二，想亦有见于此欤。

《吴门治验录》 卷四

如皋顾金寿晓澜甫　著

门人　徐玉书作梅氏

　　　黄　鹤云客氏

　　　沈　焘可舟氏　同校

男　　庆鸿吉人氏

76. 朱　西汇

76.1　脉象沉缓，寒湿积于肺脾。左臂始痛继麻，脚跟亦微觉刺痛。此血虚不能荣筋，年近六旬，最防偏枯之证。宜养血舒筋，健脾去湿，尚可不致大虑。

炙黄芪三钱　归身一钱五分　阿胶一钱，蛤粉炒　宣木瓜一钱五分　秦艽一钱五分　生于术一钱　生薏米四钱　川断一钱　川桂枝三分　酒炒桑枝三钱

76.2　又　照前方加

砂仁炒熟地五钱　丝瓜络三钱

76.3　又　脉象沉缓之中稍觉有力，肢麻虽缓而不能止。预防偏枯，以酒药常服。

炙黄芪二两　归身二两　大熟地四两　阿胶二两　木瓜二两　秦艽一两五分　丝瓜络一两　五加皮二两　生薏米三两川断一两　桑枝一两　络石藤一两　防风五钱　白芍一两川萆薢二两

上药治末，绢袋装满，外用福橘酒五斤。将药袋浸入，隔水煮一炷香，窨地上一二日，取出早晚饮一杯。

77. 王　西汇

77.1　左脉沉弦，右脉沉缓少力。此气分本虚，酒客素有湿热，复缘汗后当风，发为右臂麻痹。始由肩井一点痛起，串至满臂，大食中三指发麻，渐及右腮，恐成右痪重证。拟益气宣痹法。

黄芪一钱五分　上党参四钱　生于术一钱　川桂枝三分归身三钱　白芍一钱五分　片姜黄五分　络石藤三钱，酒炒茯苓三钱　酒炒桑枝三钱

77.2　又　脉象稍平，臂指麻痹未愈。此气虚风湿深受，未能见效于一二剂中。再照前方减络石藤加

原蚕砂三钱　桑枝七钱　煎汤代水。

77.3　又照前方加防风根一钱，十服愈。

酒药方

照煎方加十倍，用好酒五斤，浸七日，隔水煮一炷香，地上窨一周时，取出饭后饮一茶杯。

78. 杨妪

78.1 脉象颇平，七旬高年，素无筋骨疼痛之疾。春间因用力稍重，右臂渐痛而不能举。显系努伤经络，亦缘气血不能荣养之故。先与和剂，以疏经，再得太乙神针熨之为妙。

上党参三钱　当归须一钱五分　炙黄芪一钱五分　桂枝尖五分，酒炒　大白芍一钱五分　片姜黄七分　桔梗五分　宣木瓜一钱五分，酒炒　丝瓜络三钱　酒炒桑枝四钱，饱服。

78.2 又　照前方加熟地炭五钱，络石藤三钱。

78.3 又　脉象颇觉有神，高年血虚，本不荣筋，又伤经络，故右手痛虽缓而肿未消。仍宜疏筋养血为治。

上党参五钱　炙黄芪一钱五分　蒸冬术一钱　当归须三钱，酒洗　川断一钱五分，盐水炒　宣木瓜二钱，酒炒　片姜黄一钱，酒炒　桂枝尖四分，酒炒　桑枝尖五钱，酒炒　油松节一钱五分，酒炒　络石藤三钱，酒炒　炙甘草五分

煎好和入陈酒半茶杯，五服愈。

79. 胡　北濠

79.1 寸关滑大而虚，两尺少力。年过五旬，下元虚弱，以致虚阳挟风痰而上越，发为左臂酸麻，自肩至

名医评解其壶事

大指中指皆然。散风疏筋俱属皮毛之治，必须调其金水，柔以熄风，庶可免厥中之患。

炒松熟地六钱　炒黑归身三钱　制半夏一钱五分　陈皮一钱　炒黑牛膝一钱　煅牡蛎五钱　茯苓三钱　炙甘草五分　石决明八钱，盐煮　酒炒桑枝五钱

79.2 又　寸关少缓而仍数，两尺不起，须防上重下轻，跌仆厥中之患。至手臂酸麻，皆血不养筋，虚风暗动。宜空心服虎潜丸四钱，晚服养血舒筋之剂，久久益妙。

生黄芪三钱　当归须三钱，酒洗　桂枝尖三钱，酒洗　桑枝尖五钱　秦艽一钱五分，酒炒　宣木瓜一钱五分，酒炒　制半夏一钱五分　陈皮一钱　丝瓜络三钱，酒炒　盐煮石决明一两

79.3 又　脉象颇有和意，惟左关尚嫌弦数。养血舒筋是厥阴一定治法，佐以填补，庶可免上实下虚之患。至两臂痹痛已，入药难骤瘥。再得太乙神针常熨更妙。照前方加

络石藤三钱　海桐皮一钱五分，酒洗

膏滋方

大熟地八两　全当归四两　黄芪尖六两　大白芍二两　上党参四两　蒸冬术三两　陈皮白二两　茯苓三两　炙甘草八钱　麦冬三两　夜交藤三两　桂枝尖五钱　片姜黄一两　汉防己二两　肥牛膝二两　川续断二两　枸杞子三两　黄甘菊四两　冬桑叶三两　黑芝麻六两　桂圆肉四两　陈阿胶三

两　龟胶二两　鹿胶一两

上药用井水浸一宿，细火熬膏瓶中窨一二日，每开水冲服四钱。

问：臂痛亦分六经，皆由风湿寒邪所抟，或因劳苦伤筋而成。何治此者，皆不见效。今四证均不过数剂即痊，何也？

曰：臂痛虽与痹证相似，亦须求其本而问所因。若一味驱散风湿寒邪，不问其人之老壮强衰，病之久暂，所谓头痛治头，脚痛治脚，病何能退？即如朱证，左臂痛而兼麻，渐下串于脚。年近六旬，血不荣筋，渐入偏枯之证。一切风药近燥，岂可复伤其荣。但与养血舒筋，健脾去湿，自然应手。王以酒客漏风，气虽虚，而血尚未枯，治以益气宣痹而愈。杨姬虽系努伤经络，然而年过七旬，不得不以气血为主，活络为佐。胡则风痰在上，阴亏阳越之机，自应用镇纳熄风等法。虽治法不同，实则以调和气血为本。盖血行则外邪自散，气调则内伤自安。可与治痹诸法参看。

80. 彭　盘门外溪上

80.1　风寒久积，肺胃两伤，因咳呛而发哮疾。寝食俱减，脉细数而不浮，宜噙化丸常服。

象贝一两，米炒　橘红五钱，蜜水炒　北沙参五钱　白苏

子五钱，蜜水炒　干姜二钱，蜜水炒　蒸北五味五分，去核

上药研极细末，用冰糖二两八钱，同捣为丸，如龙眼核大，不时口含一丸，听其自化，忌烟酒肥腻一月。

80.2 又　病去一半，再照前方去干姜加薄荷叶一钱，仍为丸噙化。

问：哮喘一证，往见治者，俱难得效，今噙化丸收功，何速也？

曰：久咳成哮，究竟肺胃风寒所致，脉数不浮，已非新感。得噙化丸，缓缓调之，原可得效，至迟速之间，则又藜藿膏粱之辨矣，此证与朱氏三阴疟可以参看。

81. 金

81.1 脉象沉缓少力，脾虚湿胜。能纳而不能运，故有食入腹膨等证，且早晚溏泻，十有余年。脾阴之伤已久，现渐觉头鸣，亦浊气上蒙之象。古人治湿，必先健脾。盖气化膀胱湿始能出，是一定之理。

竖劈党参五钱　真广皮一钱　炙鸡内金一钱　大熟地三钱，砂仁炒　生益智仁七分　生南楂一钱　归身一钱，土炒　炒怀山药三钱　炙甘草四分　炙陈香橼皮五分

81.2 又　脉渐有力，仍见沉缓，腹胀虽止，而仍

膨。肠鸣濯濯，此气欲疏而未能皆中虚之故。但一切气脑忧虑，均宜预戒，庶可无虞，单腹胀也。

炙黄芪一钱五分　竖劈党参六钱　真广皮一钱　生冬术一钱　归身一钱五分　炙甘草四分　炙鸡内金一钱　生南楂一钱　大腹皮一钱　炙陈香橼皮五分

81.3　又　脉象颇平，但嫌两关少力。此中虚气不流利，以致痰滞上焦，故有诸证。自应以丸药缓调，久久益妙。

六君子丸，每空心开水送三钱

资生丸，每饭后嚼二丸，开水下。

问：经云，诸湿肿满，皆属于脾。又云，诸胀腹大皆属于热。治以寒泻，不为背理。何久久不愈？今出入于六君补中而效也。

曰：治病必先审虚实，暴病无虚，久病无实。土为湿困，则食入不运，而胀成矣。若初起即用温脾利湿之法，小便通行，原可不致溏泻。既溏泻矣，又不急用健脾益气之法，致延至十余年之久，焉有不成虚胀之理。幸其人先天尚足，肾气未亏。故得调治如法，不然单腹胀成不已，久悲宿草乎。经云：无实实，无虚虚。至夭人寿命，良可畏也。至诸胀腹大，皆属于热。《内经》但举其一端而言之。东垣先生已有辨论在前，不必多赘。

82. 彭步蟾 上海，四十二岁

82.1 脉沉软细数，阴亏湿热之体。又兼气恼伤肝，肝脾两亏，发为腹胀脚肿，便溏溲赤，周身抽痛，证非浅小。先与肝脾两和，分利二便为治。

竖劈党参八钱　陈皮八分　小青皮四分　茯苓皮三钱　大腹皮绒二钱，酒洗　当归须一钱五分　生薏米三钱　桑枝三钱，酒炒　川草薢一钱五分　鲜荷梗三尺

82.2 又　照前方加

竖劈党参四钱　陈皮四分　薏米二钱　小麦柴一两　煎汤代水。

82.3 又　脉数稍解，终嫌细软，服益气疏肝之剂，病机颇合。但湿热伤脾已久，正气大伤，未可便用攻击，务须耐心调治，万勿急躁忧虑再伤肝脾。照前方去青皮、归须、薏米加

桑枝三钱　党参二钱　陈皮二分　苏梗一钱五分　条芩一钱五分　地枯蒌一钱　沉香三分，磨

82.4 又　照前方加

党参二钱　陈皮二分　陈香橼皮五分　冬瓜皮五钱　台乌药一钱

82.5 又　脉象病证，渐有转机，但湿热伤脾，又缘肝郁克土，胁痛腹胀，不能侧卧。周身酸痛，脚肿难

行，中病颇深，难期速效。惟有扶正调气，佐以宣疏，照前方加

党参二钱　陈皮二分　炒白术一钱五分　枳实七分　冲入分六厘散一服。

82.6　又　照前方加党参二钱　陈皮二分　蔻仁五分，盐水炒　丁香五分，盐水炒　去分六厘散

82.7　又　连朝泄泻垢腻颇多，胀痛稍缓，惟经络俱觉抽痛，脉平而软大，是佳兆。昔人有两补一攻之法，今行之。

党参二两二钱，竖劈　陈皮二钱二分　苏梗三钱　炒白术二钱　茯苓皮四钱　大腹皮三钱　当归须二钱　桑枝三钱，酒炒　鸡内金四钱　蔻仁五分，盐水炒　丁香五分，盐水炒　台乌药一钱　陈香橼皮五分　小麦柴一两　煎汤代水。

82.8　又　照前方加

党参四钱　陈皮四分

82.9　又　照前方加

党参二钱　陈皮二分　鲜荷梗五钱　冲分六厘散一服。

82.10　又　脉象精神胃口，俱渐入佳境。惟腹胀左松右紧，究属肺脾久伤之故。再照前方加减。

竖劈党参三两　陈皮三钱　茯苓皮二钱　炒白术三钱　老苏梗一钱五分　大腹绒三钱　枳实一钱　桑枝三钱，酒炒　鸡内金五钱　陈香橼皮五分　蔻仁五分，盐水炒　车前子三钱　百合一两　煎汤代水。

卷　四

追读杏林妙文书

145

82.11 又 脉象渐有流利之状，腹胀已减去一半。惟咳呛痰多，吐出不易。再照前法加清肺滑痰之品。

竖劈党参三两 陈皮三钱 瓜蒌皮三钱 北沙参一两 桑白皮一钱五分 老苏梗一钱五分 大腹绒三钱 鸡内金五钱 茯苓皮三钱 百合一两 炒熟西瓜子壳三钱

82.12 又 脉象渐次向安，诸证已减去十分之六。从此小心调理，可获全功。仍照前方加减。

竖劈党参三两 陈皮三钱 北沙参一两五钱 桑白皮二钱 大腹绒二钱 瓜蒌皮四钱 川贝母一钱五分 茯苓皮三钱 鸡内金五钱 蔻仁五分，盐水炒 小青皮五分，炒 川草薢二钱 老苏梗一钱 白花百合一两

82.13 又 脉证俱渐入佳境，惟大便虽通，小便尚少，仍属水道不能分清之故。胃纳不健，自应用分清法。

竖劈党参三两 陈皮三钱 川草薢三钱 蒸冬术一钱五分 茯苓皮三钱 猪苓一钱五分 泽泻一钱 瓜蒌皮三钱 鸡内金三钱 小麦柴一两

82.14 又 右关渐觉有神，舌亦稍润。秋凉一转，便可冀其收功。再照前方加减。

竖劈党参三两 陈皮三钱 北沙参一两五钱 麦冬三钱 蒸冬术一钱五分 茯苓皮三钱 泽泻一钱 瓜蒌皮三钱 生南楂一钱五分 鸡内金三钱 广木香五分 柿饼一个

饭后服橘半枳术丸三钱。

82. 15　又　照前方去橘半枳术丸加

炒黑大麦仁三钱　甜沉香三分，磨

82. 16　又　脉象平静，但嫌少力。此证本由太阴生病，已成单胀，幸扶正疏通，得除其六七。若非秋热太过，肺得清肃，早可成功。今天时现有转机，自应从手太阴调治，勿急勿懈，佳音不远矣。

竖劈党参三两　陈皮三钱　北沙参一两五钱　麦冬三钱桑白皮二钱　茯苓皮三钱　瓜蒌皮三钱　鸡内金三钱　大麦仁三钱，炒　川贝母二钱　百合一两

饭后服资生丸三钱。

82. 17　又　空心服济生肾气丸。二钱。

82. 18　又　停煎剂，丸药照服。

丸方

以缪仲淳脾肾双补丸加减

83.　黄振邦　海门

83. 1　脉沉而郁，肝脾两伤，加以饥饱劳役，忍寒冒暑，湿热久积，而不能散，以致脘胀旧疾举发，重按则肠鸣气顺，稍适交阴膨胀加急显见。气虚而郁，总宜缓调，切勿急攻为要。

竖劈党参八钱　陈皮八分　茯苓皮三钱　川郁金一钱鸡内金三钱　大腹皮二钱　砂仁五分　蔻仁五分　川通草四

分 炒香大麦仁三钱

83.2 又 照前方加

党参二钱 陈皮二分 地枯蒌一钱

83.3 又 照前方加

原生地五钱 细木通五分

83.4 又 左脉颇平，右脉仍嫌虚滑，腿肿腹胀俱松，面色舌苔亦转，从此耐心调治自可就痊。再照前方加减。

竖劈党参一两二钱 陈皮一钱二分 茯苓皮三钱 四制香附一钱五分 黑山栀三钱 归身一钱五分, 酒炒 原生地五钱, 酒炒 地枯蒌一钱五分 大腹绒一钱五分, 酒洗 麻骨一两 金橘叶五片

83.5 又 照前方加

台乌药三分, 磨 甜沉香三分, 磨

83.6 又 照前方加

党参三钱 陈皮三分 生地三钱 生于术一钱 炙鸡内金三钱

83.7 又 脉象神情，俱渐向安。惟稍劳仍不免微胀，此病后气血未和之故。总以静心安养为是，再照前方加减。

竖劈党参一两二钱 陈皮一钱二分 焦术炭一钱 原生地六钱, 酒炒 白芍一钱五分, 酒炒 茯苓皮三钱 炙鸡内金三钱 大腹绒一钱五分 广木香五分 合欢皮一两 麻骨一两

金橘叶五片　煎汤代水。

83.8　又　照前方

减生地二钱　加熟地二钱

饭后服枳术丸三钱。

83.9　又　脉象渐觉有神，左手稍软，脘腹膨胀渐消。上有稠痰吐出，身有微汗，下气颇通，皆系湿痰气滞出路也。从此加意调摄，就痊不远矣。再照前方加减。

竖劈党参一两二钱　陈皮一钱二分　土炒于术三钱　熟地八钱，砂仁炒　茯苓皮三钱　白芍一钱五分，酒炒　大腹绒一钱五分　炙鸡内金三钱　蔻仁五分，盐水炒　甜沉香三分，磨　合欢皮一两

饭后服橘半枳术丸二钱。

83.10　又　右脉颇觉有神，左手仍软，痰去极多，腹胀或有触仍至，惟盗汗气急，下焦虚寒，自应用温纳下焦一法。

竖劈党参一两　土炒于术三钱　茯苓皮三钱　炒白芍一钱五分　熟地一两，砂仁炒　十三制附子一钱　橘白一钱　牛膝一钱五分，酒炒　炙鸡内金三钱　甜沉香三分，磨　浮小麦五钱

83.11　又　照前方加

熟地五钱　党参二钱　蒸五味二分

83.12　又　照前方加

熟地三钱　党参三钱

丸方

照煎方加十倍，用神曲、山药各四两，打糊为丸桐子大，每空心服四钱。

问：鼓胀为医家所忌，往往治之无功。今观彭黄二证，俱得平复如初，何也？

曰：鼓胀疑似者多，故为难治。《内经》所论实胀有三，虚胀有二，寒胀有四，热胀有四。五脏六腑各有见证，而无不本于肺脾肾三脏。肺金主气，脾土主运化，肾水主五液。故五气所化之液，咸本于肾。五液所行之气，咸本于肺，转输于金水二家，以制水而生金者，咸本于脾。是以肿胀之证无不由此三者，但阴阳虚实治法各殊，原其所起，不论男妇，未有不因情欲过度，脾肾俱伤，兼忧思之气郁而不行所致。其证心之下，后之上，膨膨有声，喘息不容坐卧，因而痞结于中，上气不得下，下气不得上。血涩气浊而不清，枢机窒塞而不转，至有朝食而不能暮食者，久则朝暮俱不食矣，其为积饮停痰而成虚鼓者，甚于谷胀之难疗也。盖浸渍久而血气衰，脾失所养，痞结于中故耳。苟不知病起于脾肾之渐衰，妄行攻泻，取快一时，复发定无生理。即如彭证，起于脾虚肝郁，故起手即调肝脾，佐以分利，即用两补一攻之法去其痞积。迨痰多饮溃，又复清调肺胃。党参渐加至三两，数十剂竟收全功。黄证亦由气虚而郁，究系旧疾举发，尚无痞积饮伏等证。故但为缓调气血，逐渐加增，稍佐宣疏，亦得痊愈。幸二公自知证重，信药耐心调治，故能如此。然余十数年中治此等证多矣，大抵皆欲速不耐缓调，卒以攻泻而毙。即有信药者，病甫退，即不守戒忌，竟至复发不救。即如分六厘散，余治蔡葵轩夫人鼓胀时，嘱其照古方亲制者。夫人服之已愈，讵不戒口食，又加气恼，其胀复至，再服无效，遂成不起。彭证大象相同，分其余沥而愈。呜呼！何其一幸一不幸也。扁鹊有言：能使之病起，不能使其命全，诚哉言乎。

84. 徐 光福

84.1 脉右强左弱，三阴皆虚。溺血三载，愈通愈不能止。现在足跟痛，腰腿酸，不耐远行劳瘁，已属肝肾两亏见证，急宜用固肾和阴一法。

熟地炭五钱　怀山药二钱　萸肉炭五分　茯苓二钱　粉丹皮一钱　车前子一钱　北沙参三钱　炒黑归尾五分　甘草梢三分　麦冬肉一钱五分　炒黑栀皮一钱　鲜藕节三个

84.2 又　阴络伤则血下溢，服肝肾补剂，腰足酸痛渐痊。交夏节溺血又发，四日而止，今诊脉寸弱尺强，已属阳陷于阴。故自觉气机下坠，宜立斋升阳和阴法。

名医详解吴壶丞

黄芪一钱五分，水炙　上西党参三钱　蒸冬术一钱　炙升麻三分　炒黑归身一钱　甘草梢五分，炙黑　茯苓二钱　大白芍一钱　蒲黄炒阿胶一钱

问：溺血与便血不同，而治法相类，何也？

曰：小肠与手少阴为表里，大肠与手太阴为表里。虽有气血之分，要皆阴络伤，则血下溢也。况膀胱为肾之腑，愈通愈虚，自然有腰痛腿酸等证矣。今先为固肾，继佐升阳，与便血一样治法，病亦痊愈，证不同而治则同也。经云：肾主二便，本有相通之理。又云：虚者补之，下者举之，旨哉圣人之言也。

85. 沈　西山

85.1　两关洪滑鼓指，木乘土位。脘悗腹坚，入夜厥逆，必吐痰数口始安。病久络虚，湿痰乘虚窒塞，久久不愈。现当君火司令，法宜养阴咸降，但此证必须多诊细参，方克有效。

北沙参五钱　旋覆花一钱五分　陈皮一钱五分，盐水炒　忍冬藤二钱　新绛一钱　石决明一两五钱，盐煮　当归须二钱，酒洗　大白芍二钱，一半炒　沉香汁三分　竹沥半茶杯　姜汁一小匙

85.2　又　痰气少疏，大便带溏，厥逆之势稍缓。思弦滑之脉皆属风痰，倘咸降得效，痰从大便而出，则

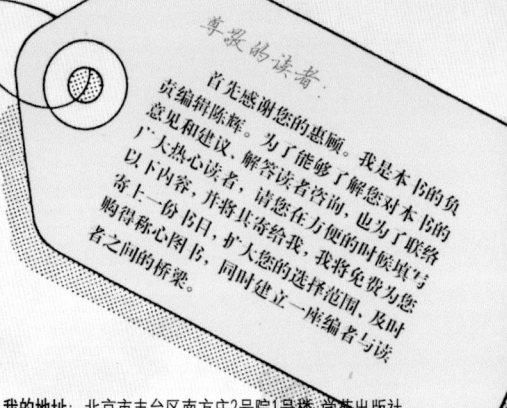

我的地址： 北京市丰台区南方庄2号院1号楼 学苑出版社

邮编： 100079 陈辉

我的E-mail： chenhui706@sohu.com

读者服务部联系人： 李静文

我社网址： www.book001.com

联系电话： 010-67601101

读者服务部（E-mail）： xueyuanyg@sina.com

请您填写以下内容并寄回出版社

① 姓名：

② 职业：

③ 电话/传真：

④ E-mail：

⑤ QQ/MSN

⑥ 通信地址：

⑦ 所购书名：

风痰亦可从此去矣。再用压痰柔肝之法。

竖劈党参一两　陈皮一钱五分，盐水炒　旋覆花二钱　泡淡海参一两　代赭石三钱　石决明一两五钱，盐煮　泡淡淡菜五钱　紫降香汁三分　瓜蒌仁三钱　竹沥半茶杯　姜汁一小匙

85.3　又　脉又洪滑而弦，据述便溏则痰火稍降，便结则痰阻气塞，火又复升。可见腑气以通为补，照前法加通润之剂。

竖劈党参一两五钱　陈皮一钱五分，盐水炒　瓜蒌仁三钱　海浮石二钱　沉香汁三分　茯神三钱　石决明一两五钱，盐煮　泡淡海参一两　泡淡淡菜六钱　陈花海蜇一两，泡淡　荸荠五枚，去皮　煎汤代水。

85.4　又　痰饮肝风阻住中焦，气机不利，脉仍弦滑，必上吐下泻，胸膈始宽。久病络虚，焉能即攻。再用疏气降痰养肝一法。

南沙参五钱　旋覆花一钱五分　代赭石三钱　白苏子七分　白芥子七分　瓜蒌仁四钱　阿胶一钱五分，蛤粉炒　山慈菇一钱　天竺黄一钱　沙苑蒺藜一两，盐水炒

85.5　又　照前方去瓜蒌加白螺蛳壳三钱，东土墙上者佳，送自制清宁丸三钱。

五服痊愈。

问：肝邪至于腹坚厥逆，脉来鼓指，虚风大动，证亦危矣。闻其前此皆进温补熄风，久而不效，今独用咸

名医诠解吴垔奇事

降压痰，通其大腑而愈，何也？

曰：审证必求其隙，方有下手处。即如此证，脉来鼓指，脘悗腹坚，入夜厥逆，治者皆从肝风肝气上着想。是以疏肝滋肝皆备，独于痰之一字全未理会，以为痰出与脾与肝无涉，不知木乘土位，久而脾虚，食入皆化为痰。因肝火肝风鼓之上逆，已成窒塞清窍之势，故临发时必吐痰数口稍安，从此落想，便有入手处矣。况咸降一法不独治痰降火，兼可和阴熄风，又不伤其胃气。岂非一举而众善备耶。迨便溏则火降，便结则气逆，自然再加通润疏气等法，始润而后攻之方，得平复不发。此中消息全在细心揣摩，书云：心诚求之，虽不中不远矣。

86. 吕　东汇

86.1　脾虚则湿胜，血虚则风胜。年过六旬，肢节肿痛，脉象沉涩，风药过多，则血益燥而筋不荣。法宜健脾利湿，养血熄风为治。

生黄芪一钱五分　生于术一钱五分　茯苓皮三钱　生薏米五钱　当归三钱　秦艽一钱五分　丝瓜络三钱　忍冬藤三钱桑枝三钱　鲜荷梗三尺

86.2　又　脉涩少解，但嫌沉缓，前用健脾养血，颇为合法，再照前方加减。

生黄芪二钱　当归须一钱五分　秦艽一钱五分　生于术一钱五分　茯苓皮三钱　夜交藤三钱　络石藤一钱　忍冬藤一钱五分　油松节一钱五分　炒桑枝五钱　生薏米五钱

86.3　又　照前方加

桂枝三分　大白芍一钱

酒药方

即照煎方加十倍，浸陈酒十斤，隔水煮一炷香，地上窖一周时，每饭后服一茶杯，半月愈。

87. 朱　草桥头

87.1　脉沉细少力，两关按之微滑，脾虚跗肿，渐渐过膝，胸闷口渴，小便短少而黄，足冷，病后得此，皆由气虚。经云：三阴结谓之水。治水不崇土，非治也。仿丹溪法。

生黄芪一钱五分　生于术一钱五分　制半夏一钱五分　陈皮一钱　茯苓三钱　白芍一钱五分,桂酒炒　枳实四分　木瓜一钱五分　车前子一钱五分　败笔头一枚,炙灰

外用　生附子一两，淡吴萸五钱，煅磁石五钱，研末醋调敷足心。

87.2　又　两关少平，余俱沉细，足冷得温，溏泻后胸腹稍松，而小便仍少，胸闷口渴，跗肿依旧。气虚水肿，遵仲景治法。

生黄芪—钱五分　汉防己—钱五分　生于术—钱　枳实五分　茯苓三钱　猪苓—钱五分　泽泻—钱　桂枝木四分　陈香橼皮—钱　枯荷梗三尺

87.3　又　照前方加炙升麻三分，煎汤炒黄芪、炒牛膝一钱，车前子一钱五分，十服愈。

88. 龚　闻德桥，五十七岁

88.1　脉沉数而涩，素质阴亏，湿热下积。故发为腨肿，利湿太过，肺气渐伤，不能通调水道，下达膀胱，不但二便艰涩，兼之气逆发喘，左手亦肿，肾囊浮大，证颇棘手。先用清金降气一法，佐以通关丸，以冀气化腑通消肿为幸，但此病最防腹大，若水气上逆，腹胀气喘，便难收拾矣，慎之慎之。

北沙参三钱　原生地三钱　炙黄芪—钱五分　土炒于术—钱五分　茯苓三钱　汉防己三钱　生薏米五钱　甜沉香三分荷叶梗三尺

煎送通关丸二钱。

88.2　又　二便稍通，夜卧气逆少缓，脚与肾囊之肿如故。此证全由脾胃气虚不能输津液于肺，而肺失司降之故。丹溪治法甚佳，今仿之。

竖劈党参六钱　于术—钱五分，土炒　茯苓三钱　广皮—钱　制半夏—钱五分　桑白皮—钱五分　白芍—钱五分，桂酒炒

宣木瓜一钱，酒炒　　桑枝三钱　　败笔头一枚，炙灰

　　送通关丸三钱。

88.3　又　脉见关前沉大，关后独沉，寒水下凝而肿，虚阳上逆为咳。此间颇费调停，再用煎丸分治之法，且清上即所以治下也。

竖劈党参六钱　　北沙参五钱　　广皮一钱　　大麦冬一钱五分　桑白皮一钱五分　　汉防己三钱　　茯苓三钱　　生薏米三钱　牛膝一钱，盐水炒

　　送济生肾气丸三钱，十服愈。

　　问：水肿一证，《内经》辨之详矣。其发于四肢者，自属土不制水，水逆上泛之故，然虚实不明往往治之无益。今观前三证，皆不过数剂即愈，请详示之。

　　曰：肿者钟也，寒热所钟聚也。一阴一阳固宜辨之无错，至发为肢肿，乃脾家多湿，不能制水，故水聚而从其类也。经云：寒伤形，热伤气，气伤痛，形伤肿；故先痛而后肿者，气伤形也；先肿而后痛者，形伤气也。仲景有石水、风水之分，肾肝之脉并沉为石水，肾肝之脉并浮为风水。然有一身之间，惟面与两足肿，早则面甚，晚则脚甚。经云：面肿为风，脚肿为水，乃风湿所致，两臂则又脾而兼肺矣。至一身不肿，惟面独肿，乃气不顺，风壅所致也。胃中有风，亦致面肿。饮食失节，脾气不调，面目手足亦能浮肿。热肿则脉弦数，风肿则皮肤麻木游走不定，气肿则皮肤粗厚四肢削

弱，胁腹膨胀，血肿则肿处有红缕赤痕，瘀血停蓄故也。或肿于泻后，或肿于疟后，皆属脾虚湿胜。下部水肿，囊湿足冷气喘者，宜降气利湿。足肿有汗者，宜补气渗湿。孕妇水肿名曰子肿，宜利水安胎；产后水肿，宜大补气血为主。阴阳既分虚实无错，对证发药何治不瘥，岂区区前三证之治法耶。

89. 颜安人　江村桥

89.1　脉浮无力，牙宣多年不愈，服清凉益甚，必须温补肝肾，引火归原。

丸方

原生地四两，酒洗焙　大怀熟地六两，铜刀切，砂仁二钱研末炒　怀山药四两　茯苓四两，人乳拌蒸晒　粉丹皮二两，炒黑炒黑归身三两，小茴香三钱研末拌　大白芍炒黑，二两　骨碎补三两，地骨皮露二两浸一宿炒成炭去火气　沙苑子三两，青盐水浸一日晒干　白茅花灰一两　上猺桂心六钱，小川连三钱煎汤浸一日晒干剉　肥牛膝一两五钱，炒黑　百草霜一两，水飞　左牡蛎三两，煅　石决明六两，盐水煮　腌猪下齿骨三两，煅

上药法制治末，先用金针菜一斤，合欢皮八两，放淡海参六两，泡淡海带四两，浸淡淡菜四两，活水芦根一斤，熬浓汁溶入鹿胶二两，龟板胶三两，陈阿胶四两，代蜜捣丸如桐子大，每空心开水送三四钱，久久

益妙。

牙宣多年服此平复，至今未发。

问：牙宣一证，古法皆用凉血养阴，今转以温补而愈，岂古法犹未尽善耶？

曰：河间云：暴病无虚，久病无实。丹溪云：实火宜泻，虚火宜补。此妇操心太过，营虚火旺，上扰阳明，故发此证。凉血清胃，偶愈即发。近年过五旬，愈发愈甚。虚耶实耶，可不问而知。故用温补收功，实用古而非反古也。大抵牙龈属胃，齿为骨之余，究本于肾。雷龙之火，由水中而升，故病齿痛出血，久久不止。夫雷龙之火，非水所能折。试观大雨滂沛，雷火益烈，日光一出，即寂然无形，可悟引火归原之理。即久病无实，虚火宜补意也。须知河间丹溪何尝好用苦寒，而景岳遂云刘朱之言，不息岐黄之道不明持论，未免太过。

90. 周 通安弄，九岁

90.1 金虚不能制木，土虚为木所乘，今年厥阴司天，风木易动。故旧时头摇手掉复发，且冷汗时出，饭后便溏。必须金土两调，汗敛液生，庶木得所养，不致大发。

北沙参三钱　麦冬一钱五分　蒸五味十四粒　怀山药二

钱　鲜霍斛三钱　原生地三钱　阿胶一钱五分，蛤粉炒　茯神三钱，朱拌　石决明一两，盐煮　谷精草三钱　浮小麦百粒　红枣二枚　五服愈。

问：童稚头摇手掉，治者皆以痫证痼疾，不肯下药，治亦无益。二年前得吾师养阴熄风而愈，咸为钦佩。今复举发，又用金土两调而愈，何也？

曰：童稚阳旺阴亏，故钱乙制六味丸，全以养阴为主。盖小儿肝叶未足，易生惊恐，又无水养。故肝风易动，幸幼无情欲之耗，第用养水涵木，其风自熄。今值木旺之岁，木来克土，土不生金，金虚木愈无制，故又举发，兼有汗出便溏等证。自不得不金土两调，好在寝食如常。故得速效，不用伐肝之剂者，所谓必先岁气无伐天和也。

91. 冯

脉弦数无力，肝肾两亏，始由偏坠。现已久延成痛，漏不能止。少腹有形冲痛溲多，惧其证变奔豚，更难收拾矣。急用养阴消浊法，以冀挽回，务须多诊方妙。

制首乌四钱　淡归身一钱五分，小茴香三分研末拌炒　小青皮五分，醋炒　蒸冬术一钱　陈皮一钱，盐水炒　甜沉香三分，磨　金银花三钱　橘核三钱，酒炒　甘草梢五分　甘李根白

皮一钱五分

91.1 又　脉象稍平，溲渐少，纳渐多。惟少腹冲痛不止，大便素结，病久阴亏可知。但外兼痈漏，必须少佐血肉有情之品，方合此证。

泡淡海参一两　浸淡淡菜五钱　龟胶三钱，蛤粉炒　煅牡蛎三钱　归身一钱，小茴香炒　大白芍一钱五分，酒炒　蒸于术一钱五分　陈皮一钱，盐水炒　酒炒乳香五分　甘草梢五分　合欢皮五钱　金银花露半酒杯和服。

91.2 又　照前方加

盐煮石决明八钱　紫降香汁三分

91.3 又　服血肉填补之剂，两关脉渐沉平，重按细数有力。思小便通利，少腹冲痛有形，不无积毒瘀血伏于厥阴之络。仿补而兼通一法。

泡淡海参一两　浸淡淡菜八钱　酥鳖甲三钱　紫降香汁三分　归身一钱五分，小茴香炒　蒸冬术一钱　炒香橘核三钱　炒香桑枝三钱　甘草梢五分

煎好送当归龙荟丸一钱五分，五服痊愈。

问：囊痈成漏，自是阴虚外证，今以养阴消浊为主。又于血肉填补之中，兼以通泻，竟得收功。岂此证必须内治欤？

曰：内外虽有分科，其病原总由气血经络，此人以酒色过度，毒结阴分，痈已成漏，非外科药料能填。且少腹有形，溲多纳少，此中结毒不言可知。但阴分过

虚，未能起手便泻。故始用养阴消浊，继加血肉填补，俟脉渐平沉有力，然后用补中带泻一法使毒去，阴无所伤，自然就痊。即丹溪先补其虚，而后攻之一法也，前贤岂欺我哉。

92. 吴 接驾桥

92.1 昨用宣通气分之剂，腹痛大缓，脉象渐平，惟脐上尚有一点胀痛。大便欲解不能，此气虚不能传送之故。宜扶正以通之。

竖劈党参六钱 陈皮一钱 油当归三钱 大腹皮一钱五分 沉香汁三分 木香汁三分 炒枳壳一钱五分 赤苓三钱 清宁丸三钱 同煎。

92.2 又 腑通脉平，诸证俱减，惟口中尚觉干燥。此胃液不充，营卫不和之故。拟养荣清燥法。

瓜蒌皮三钱 川贝母一钱五分 原生地三钱 归身一钱五分 炒白芍一钱五分 茯苓三钱 生薏米三钱 炙甘草五分 北沙参四钱 荷叶三钱 秫米一撮

92.3 又 诸证皆愈，精神亦渐复原。惟头昏不爽，早起胸膈微胀，连日阴雨过多，湿热上蒸之象。经所谓：因于湿，首如裹也。宜清气降浊调理。

炙黄芪一钱五分 淡芩一钱 甘草一钱 蒸冬术一钱五分 薏米三钱 茯苓三钱 北沙参三钱 陈皮一钱，盐水炒 谷精

草五钱　盐煮石决明一两

　　丸方　失载。

93. 胡　线香桥

93.1　左脉沉伏，右脉虚细微数，风寒感于阴分，少腹疹痛，上冲呃逆气促。三焦气不流行，舌白溲黄。营分寒凝，以致肝胃气结，逆而不降，病势危险。急宜温调降逆一法，务要气平痛缓，方无大虑。

　　旋覆花一钱五分　代赭石三钱　降香汁五分　淡干姜一钱　小青皮五分　台乌药一钱五分　沉香汁三分　茯苓三钱　竖劈党参五钱　陈皮白五分　煎汤代水。

93.2　又　脉象虽起，仍未能调。呃逆虽止，气仍未顺，当脐作痛，阴分未和。舌白而腻，中焦寒尚凝滞，仍拟温中调阴，少佐扶正一法。

　　竖劈党参八钱　陈皮白一钱　蒸于术一钱　沉香汁三分　炒白芍一钱五分　茯苓三钱　淡干姜一钱　生南楂一钱　轻铅五钱

93.3　又　气分渐平，脉亦渐和，但嫌软而微数。舌白带灰，精神疲倦，咳嗽有痰。此寒邪散而未尽，肺胃不清，正气已虚之故。法宜清补带润，余邪一清可以豁然矣。

　　竖劈党参一两　陈皮白一钱　怀山药二钱　北沙参五钱

名医评解吴左丰

瓜蒌皮一钱五分　茯神三钱　冬桑叶一钱五分　稽豆皮一钱五分　枇杷叶露三钱

93.4　又　右脉渐和，左脉虚大，夜寐不熟。眼目微花，脚有虚气下注。此病后血不归脾，气分不和之故。拟归脾汤加减法。

黄芪一钱五分，水炙　上党参五钱　蒸于术一钱　茯神四钱　枣仁三钱　炒松熟地三钱　广皮一钱　阿胶一钱，蛤粉炒　广木香五分　生南楂一钱五分　桂圆肉五钱　大麦冬一钱五分

93.5　又　照前方加

党参三钱　熟地二钱

丸方

照煎方加十倍为丸，每服三钱开水下。

94. 陆妪　都亭桥

94.1　高年气滞寒凝，腹痛上连中脘，时发时缓。以致脾不健纳，周身酸痛，脉沉而滞。当用温疏和法。

蒸冬术一钱五分　白芍一钱五分，桂酒炒　炙甘草五分　丁香五分　蔻仁五分　台乌药七分　黑山栀一钱五分　茯神三钱　生姜一片　大枣二枚

94.2　又　血枯气滞，便结腹膨，胁下不时收痛，脉见左沉右弦。法宜养血疏气，兼顾脾阴可愈。

归身三钱，酒洗　大白芍三钱，桂酒炒　瓜蒌仁三钱　薤

白一钱，酒洗　大腹绒一钱　炒山栀一钱五分　制香附一钱
蒸冬术一钱五分　茯苓皮三钱　橘叶十片

94.3　又　照前方加

杜仲一钱五分，盐水炒　菟丝子一钱五分

丸方

景岳左归丸加减

95. 张　山东

95.1　脉沉而滞，劫疟之后，寒湿积于脾阴，当脐上下胀而坠痛，食入更甚。必须温而通之，庶几胀痛可止。

白术三钱，土炒　淡干姜二钱，炒　炙甘草五分　枳实三钱　制附子一钱五分　丁香一钱　白蔻仁一钱　茯苓三钱　瓜蒌皮六钱　陈香橼皮三钱，炙

95.2　又　脉滞稍解而仍沉，腹痛虽减而未止。照前方去附子、蒌皮，加神曲五钱，大腹皮三钱，生姜三片，痛止勿服。

问：腹痛一证，《内经》辨之详矣，叙证十四条，属热者仅一，而《难经》则又有脐上脐下、脐左脐右之分。审正气之虚实，别邪之盛衰，似乎示我周行矣，何今之治此者，往往不见功效。及阅前四证，或通或补，又皆随手收功，何也？

曰：背为阳，腹为阴。气血不能调和，而痛生矣。其间寒热虚实辨之既审自无贻误，今之治者，皆执痛无补法一语。一味疏气破血，不问其人之气血本原，必待痛止然后议补。不知正气不扶，邪焉能去？即幸而邪退，正气已伤，致变生他证而危。此时虽有善用补者，亦惟有唤奈何而已，余亦何敢谓有痛即补哉。但审脉辨证，见患此者，大都正虚邪凑者多，观前四证治法，何尝不用通疏，要皆不敢忘其正气，是以皆幸得收功。诸子倘不以余言为偏执，尚谨守先正之旧规，勿致为时下所误则幸甚。

96. 温　卢家巷

96.1　脉象颇平，左关尺按之稍数，此由肝肾阴亏，故有血热妄行，发于肾囊之上。血出如线，类乎血汗，墨涂即止。虽每年一发，究宜清肝肾之虚热，则耳疮火升俱可愈矣。

大生地五钱　怀山药二钱　茯苓三钱　粉丹皮一钱　泽泻一钱，盐水炒　黄柏七分，炒黑　知母一钱，炒　条芩一钱，炒　炒橘核炭一钱五分　十服愈。

问：血汗一证未经人道，今治止一方十服即愈，请详示之。

曰：血汗出于《内经》，与衄蔑并列，而后贤即更名肌衄，治法亦与诸衄同，而案不多见，只《准绳》载《九灵山房集》云：吕元膺治湖心寺僧履师胭中出血一证，然彼以血如涌泉，竟日不止，已见脱象。故始以益荣泻火，继进十全大补而愈，与前证大不相同。夫人身之血如水在地中，无处不遍，故人身不拘何处，以针刺之，俱有血出。盖毛孔本属汗出之窍，汗即心血所化，由肺经而达皮毛。故其色白，若热而妄行，不及变化，又不及循经隧而出。但有毛孔气虚之处，即附之而出，故无一定之所。且一线射出，不比汗出匀缓，俗谓之血箭。其实血热妄行，既在皮毛尚非坏证，然亦必审其所见之部，与脉之虚实，治之亦未尝难于见效也。即如前证，但清肝肾虚热一方，十服即愈，不足为异。往余馆查慧海观察家同事杨公，脑后发际忽尔血出不止，众皆骇然。余知其为肌衄也、令用一味黄芩渍水涂之立愈，后竟未发。又见有胸前背心两证，亦以前法治之立效。此方余友范董书所传，治鼻梁血出者，移治他处亦效。而《准绳》未见及此，可见著书之难也。

97. 詹妇　四十二岁

97.1　脉沉缓而大，始由脚气浮肿，渐至于腹脘胀而气逆，稍动则喘。服通利之剂，二便仍涩，浮肿益增。当此金燥不能司降，浊气上逆证最棘手。仿丹溪治法。

　　北沙参三钱　　大麦冬一钱五分　　蒸五味二十粒　　蒸于术一钱五分　　制半夏一钱五分　　陈皮一钱　　茯苓皮三钱　　大腹皮一钱五分　　宣木瓜一钱五分

　　送通关丸三钱。

　　97.2　又　脉象稍和，服药得便甚畅，肿胀渐缓。两足畏寒，此由下焦寒湿久积，肝阳不能舒展之故。照前方去麦冬、五味加槟榔汁三分，老苏梗一钱，冬瓜皮三钱，空心服济生肾气丸三钱。

　　97.3　又　肿胀宽而复至，便闭一日便觉诸气上逆。昔贤以九窍不通皆质阳明，而阳明以通为补。仿仲景宣痞法加减。

　　瓜蒌仁三钱　　薤白一钱，酒洗　　川桂枝五分，酒炒　　茯苓皮三钱　　猪苓一钱　　泽泻一钱　　生冬术一钱　　大腹皮一钱五分　　宣木瓜一钱五分

　　送枳术丸二钱，十服愈。

98. 吴　都亭桥

　　98.1　右关独见虚数，外证多服凉散之剂，阳明虚热上升，头面腹足俱肿，行动气促。急宜温调肝胃以散余寒。

　　炙黄芪一钱五分　　上党参三钱　　蒸冬术一钱　　茯苓皮三

钱　生粉草五分　冬瓜皮三钱　桑白皮一钱五分　大腹皮一钱　生姜皮三分

98.2　又　中虚湿积，上肿则下消，下肿则上消。大疮之后，总以培补正气，佐以利湿为主。且寝食如常，安坐便适，与泛泛水肿不同。照前方去腹皮、桑皮、冬瓜皮加

防风根一钱　生薏米五钱　宣木瓜一钱五分　牛膝八分　桑枝五钱　陈皮白一钱

98.3　又　照前方去防风根加

大熟地四钱，海浮石一钱研末拌　归身一钱五分，小茴香炒　白芍一钱五分，桂酒炒

98.4　又　脉平证适，但须上下分补。

炙黄芪二钱　上党参四钱　冬术一钱五分，土炒　归身一钱五分　陈皮白一钱　炙甘草五分　蜜炙升麻三分　姜皮三分　大枣二枚

煎好送六味地黄丸三钱。

98.5　又　煎药可停，每空心开水送　六味地黄丸四钱，半月愈。

问：治肿之法，前案已详，今阅詹吴二证，似与肢肿相同。而一则以通而愈，一则以补而痊。岂浮肿与水肿有别欤，抑或于虚肿可参用也。

曰：经云：寒胜则浮，热甚则肿，皆就实证而论也。若气血既亏，俱宜从本原调治。经不又云乎：虚者

补之，实者泻之。即如詹妇，本由脚气上升，肺不司降，又服利湿燥药，以伤其气。不得不用温通以滋肾，迨愈而复至，审是阳明痞塞，又用以通为补一法，自然浮肿俱消。若吴则大疮之后，多服凉血攻剂，浮肿气促。前案所谓脾虚湿胜也，故始终以调补三阴而愈。虽与肢肿相类而治则不同，要之辨虚实补泻，又未尝不同也。

99. 张　新郭里

99.1　脉沉细而迟，外寒内热，秘结已深。致神昏不语，舌黑唇焦，脘下按之知痛，大便七日未行，小便色赤已成。结阴坏证，势甚危急，姑用救阴润下一法，以冀挽回于万一。

瓜蒌仁四钱，生研　薤白一钱五分，酒洗　茯神五钱　鲜生地一两　枳实五分，磨　厚朴五分，姜汁制　北沙参八钱　郁李仁三钱　春兰叶三片

99.2　又　右脉已起，左脉仍沉，神志少清，舌苔微润，小便全赤，大便仍未能行。虽有生机，究在险途，再照昨方加减。

鲜生地二两　瓜蒌仁五钱　薤白三钱　北沙参一两　茯神五钱　细木通一钱　陈皮一钱，青盐水炒　火麻仁四钱　生甘草五分　甘蔗汁半茶杯　生姜汁一小匙　合服。

99.3 又 脉象沉细，热势全退，舌亦滋润，神志大清，自述胸中呆钝，周身筋惕肉瞤，仍未更衣，正合邪少虚多之候。仿复脉汤加减。

竖劈党参一两　陈皮白一钱　鲜生地一两　北沙参一两　麦冬三钱　瓜蒌仁三钱　茯神五钱　火麻仁三钱　薤白二钱　阿胶一钱五分　甘草一钱，生炙各半　泡淡海蜇皮一两　荸荠五钱

99.4 又 脉象渐起，神志大清，知饥欲食，大事可保无虞。惟火降精神愈倦，筋惕肉瞤，仍未更衣，是虚多邪少。前方颇合病机，即照方去鲜生地、薤白加

竖劈党参二钱　陈皮白二分　瓜蒌仁二钱　火麻仁二钱　原生地五钱　川贝母三钱

99.5 又 昨得解颇畅，神清脉静，不过稍见虚象，从此小心调理，收功不远矣。照前方去川贝母加

竖劈党参三钱　生地二钱　归身一钱五分　炒白芍一钱五分

99.6 又 脉平而软，诸证皆愈，惟腹中尚有积滞未净。仍宜扶正化燥，其积自清。

竖劈党参二两　陈皮白二钱　瓜蒌皮三钱　北沙参一两五钱　麦冬一钱五分　火麻仁二钱　原生地八钱　茯神五钱，朱拌　阿胶一钱五分，蛤粉炒　白归身二钱　炒白芍一钱五分　炙甘草五分　泡淡海蜇一两　荸荠五钱

99.7 又 脉静证安，但嫌少力，可以培补气血，

少佐化燥之品。

竖劈党参二两五钱　陈皮二钱五分　炒怀山药三钱　炙黄芪一钱五分　茯神五钱　原生地一两　炒白芍一钱五分　归身三钱　阿胶一钱五分，蛤粉炒　炙甘草五分　泡淡海蜇一两　荸荠五钱　十服愈。

丸方　失载。

问：时证至于神昏不语，炽热不退，舌黑唇焦，已成结阴坏证，举家惊泣，自分必无生理。得吾师往诊数次，竟得豁然。闻此子为三祧①之重。举家设供生位，朝夕顶礼，咸称纯阳再生，何其神也，请详示之。

曰：时证与伤寒一表一里，余久已详辨之矣。无如时俗狃于固习，不问内因外因，脉虚脉实，但见头痛身热，便与发表取汗。迨汗出热炽，又不问阴分何如，惟用一味苦寒，以为趋时妙剂。且妄指伤寒下不厌迟一语，直至正虚邪炽，液劫神昏，已成坏证，犹执定寒不胜热之说，竟视此证与阴分毫不相关，往往阴竭而毙者，十有八九，言之堪伤。夫人生气交之中，全赖阴阳平调，水火无偏，自然和顺。偶有感冒，亦无不乘虚而入，故《内经》有阳亏阴凑、阴亏阳凑等语。试思风热为阳，每易中阴亏之体。初起时，若以清疏调之，勿伤阴分，原可得汗而解。至于汗出不解，内热翻炽，此

---

① 祧：承继为后嗣。

时或通其大腑，或养其阴液，亦可不至大坏。证渐坏矣，既不肯变苦燥为清润，又不敢用急下以存阴，几何不以坏证死哉。如前证初观外象，竟毫无生理，及诊脉沉细而迟，已知阴分为苦寒所劫，及重按脘下，蹙眉知痛，岂非胃液将枯，热邪燥结，却在经而不在腑，未可便用攻下，不得已用救阴救液一法，以冀万一之挽回。幸而得转，至五剂后，始得便而愈，遂以清补收功。然此法余在吴行之十数年，愈者亦复不少，不但不能少补风气，并不能见信于旁观，自是余之学浅术疏，方将引以为愧，敢以一证之获效，遂自矜为神明耶。惟余数十年，辨晰之苦心，不得不因张氏子，再为探喉一吐也，阅者谅之。

100. 屠妇　幽兰巷

100. 1　两关重按虚软，肝胃两伤已久，脘痛阻食，食粥亦胀。此由呕吐伤胃，经闭九月，面黄肌削。其病已深，计惟培土抑木，煎丸并进一法。

于术一钱五分，土炒　炙鸡内金三钱　炒白芍一钱五分
半夏一钱五分，姜汁制　陈皮一钱　茯苓三钱　车前子三钱
荷叶灰一钱五分　饭灰一钱　橘叶一钱五分

万愈中和丸四钱同煎。

100. 2　又　照前方加杜仲粉三钱。

丸药仍同煎服。

100.3 又 脉象稍起，脘中痛胀亦解。饮食稍进，眼黄面色渐转，惟四更睡醒口干。再照前方加减。

北沙参四钱 土炒冬术一钱 炙鸡内金三钱 制半夏一钱五分 陈皮一钱 茯苓三钱 车前子三钱 荷叶灰一钱五分 饭灰一钱 生杜仲三钱

万愈中和丸三钱同煎。

100.4 又 脉象面色俱大有转机，但经期未转，病根究竟未除，再照前方少加和阴之品。

北沙参八钱 土炒冬术一钱 炙鸡内金三钱 水炒生地六钱 全当归二钱 台乌药一钱 天冬一钱五分 生杜仲三钱 炙龟板三钱 牛膝一钱，盐水炒 车前子二钱 延胡索二钱，酒炒 荷叶灰二钱 饭灰一钱

万愈中和丸三钱，空心开水送下，五服经通。

100.5 又 停煎剂，但服丸药调补。

丸方

大熟地八两，砂仁炒 全当归四两 酒炒白芍三两 酒炒川芎二两 炙黄芪三两 上党参六两 蒸于术一两五钱 上猺桂心五钱 台乌药三两 茯苓三两 四制香附三两 炒黑山栀二两 炒粉丹皮一两 泽泻一两，盐水炒 延胡索二两，酒炒 阿胶三两，蛤粉炒 鸡血藤膏一两，蛤粉炒 白扁豆三两 新会皮一两五钱 炙鸡内金五两 甜沉香三钱，剉 牛膝一两五钱，盐水炒

上药治末用金针菜一斤，合欢皮八两，川通草一两，煎汤泛丸麻子大，每空心开水送四钱。

问：肝胃之疾，亦妇女常有，然至痛胀反胃，两载不痊，面黄肌削，经闭九月，服药无效，自分已无生理。今诊无数次，遂得就痊，何也？

曰：女子多郁病，每在肝。肝郁乘土，脾胃受伤，而肺金无所生扶，不能制木。以致肝夹心相二火上逆，为痛为呕，阻食作胀，久久不调。遂成经闭重证，几至不起。治者或指为厥逆翻胃，或指为痞胀噎格，甚或指为痰饮中阻者，俱属隔靴搔痒，无怪病证不减而增。余见其脉虽沉不涩，面虽黄不焦，腹虽胀气尚未喘，虽呕吐阻食，究竟痛缓则止，与朝食暮吐、暮食朝吐者有间。且肌虽瘦，神情不衰，全是一派肝郁乘土，久而两伤，急用温调似可渐转。故起手即用培土抑木，煎丸并进之法，数剂后，脉幸稍起，痛胀未来，饮食稍进，面黄色转，仍未敢即为更张，迨至色脉俱平，诸证不至，然后用和阴通经等剂，以除其根株，果得经通病除。另用丸药常服，竟能幸而成功，亦此妇命不应绝，故得假手于余也。但此等证，妇女极多。诸子务宜认定，肝郁乘土之原，勿以凉药再伤其胃。早仿万愈中和饮意，用桂以平木，参术培土，芳香疏气开胃。痛呕既平，又何至有经闭之重证耶，留心司命者，须切记之。

吴门治验录

101. 钱啸岩军门　浙江

101.1　脉象沉大弦滑，素体气虚多痰，加以风湿化热，积于阴络。故两足发肿，不能行动，年过六旬，气虚下陷，湿热有增无减，先用扶正利湿消肿一法。

生黄芪二钱　汉防己一钱五分，酒炒　茯苓皮三钱　蒺藜衔草一钱五分　生于术一钱　炒神曲一钱五分　蔻仁五分　防风根一钱　桑枝二钱，盐水炒　麻骨一两　煎汤代水。

洗药方

香樟木皮四两　皂角两挺　红花一钱　归尾五钱　凤尾草五钱　络石藤五钱　风化硝三钱

水酒各半，煎浓温洗。

101.2　又　脉象弦滑稍减，右仍沉大，两足肿胀稍松，足面坚硬未消。前方既合，再为加减。

生黄芪三钱　汉防己一钱五分　牛膝一钱五分，酒炒　蒺藜衔草二钱　生于术一钱五分　茯苓皮一钱五分　生薏米三钱　杜仲三钱　川断一钱五分　麻骨一两

煎汤代水和入陈酒一杯。

101.3　又　照前方加泽泻一钱。

酒药方

蒺藜衔草六两　白术二两　枸杞子三两　覆盆子一两　仙灵脾一两　杜仲三两，盐水炒　炒川断二两　川草薢三两　泽

泻一两　生黄芪三两　汉防已二两　牛膝一两五分　麻骨三两
薏米三两　橘皮二两　川通草五钱

上药用新汲水，煎浓以绢袋盛贮无灰酒二十斤，将袋连汁泡内，每晚随量温服。

问：此证衰年足肿，闻其医治数月俱未见效，今药无数剂，竟收全功，何其速也？

曰：用药如用兵，在精不在多，知敌既审兵出自然有功。如前证虽年过六旬，而形神尚壮，且由武弁擢至军门，平日饮酒啖炙，脾已兼人，偶因湿热下注，两脚发肿，治者非利湿太过，即温补早用，故未得中其肯綮。今认定气虚湿注，又借泽术蘪衔法，加以扶气活血，内外兼治，自无不速效之理。《本经》称蘪衔专主风湿痹，历节痛，《素问》同。泽术治酒风，取其能除痹着血脉之风湿也。今用以为君，佐以黄芪、防已为之向导，与泛泛治湿套剂不同。所谓在精，不在多也。虽属一时幸中，若能执此法以治病，何病不除，又岂区区一脚肿哉。

102. 包攀斋　高师巷

102.1　脉细数而浮，风寒化热，感而又感，咳嗽头胀，鼻渊不止，宜玉屏风散加减。

生黄芪一钱五分　防风一钱　香白芷三分　炙升麻三分

上党参三钱　白杏仁三钱　薄荷叶二分　茯苓三钱　半夏一钱五分，秫米炒　冬桑叶一钱五分

丸方

大熟地六两，砂仁三钱研末拌炒　制于术四两　山萸肉二两　甘枸杞三两，酒浸晒　怀山药三两，炒　茯苓二两，赤白　泽泻一两五钱　破故纸二两　薏米四两　建莲肉四两　芡实四两　谷精草五两　冬桑叶二两　新会皮二两，盐水炒　制半夏二两

上药治末用，上党参四两，北沙参三两，同谷精草、桑叶煎汤泛丸，每服四钱开水送下。

102.2 又　照嘉庆辛未年丸方加炙黄芪三两，归身一两五钱，醋炒，白芍一两五钱，土炒，酸枣仁三两，左牡蛎三两，蒸五味一钱。上仍用沙参、桑叶、谷精草，另加肥玉竹八两，大麦冬肉二两，真桂圆肉四两，同煎汤泛丸。

问：鼻渊一证，颇为医家棘手。今以数剂即愈，固属神妙。所附辛未年丸方，系清晨泄泻之证，历遍名手数载不瘥，服此丸半月瘥愈。阅十余年不发，迄今奉为珍宝。其所以得效之理，请详示之。

曰：此余初到吴门，治王砚香血证后，即遇此证。见诸公方皆主湿热下注，脾虚泄泻治法，盖以壮年不致命门火衰，故一派皆苦寒坚下之品。久久相承，遂援以为例，余诊其脉，见外象似强，而右尺沉迟无力，非火

本不旺，复为苦寒所遏耶。故起手即用调中温下，而泻止食进，复定丸方以防再发。至鼻渊亦其旧证，在晨泻之后，余亦为调治得愈。无如此公用心太过，不能安逸。东垣云：思虑多，则肝热脑虚，易成渊漏。故偶有小感，即咳嗽头胀，鼻渊不止，得玉屏风加减即安，固属此公信任专而且久，故至今无恙。然此中亦似有前缘焉。不然余来吴十余年，治验之证，不为少矣。何深信不疑，始终不变者，独砚香与攀斋二君耶。诸子既有志于医，不惜虚怀善问，嗣后不必问人之疑信，先要审证之虚实表里，指下既确，然后对证发药。仿古人用意，而不执其方。勿附滔滔之议，勿求急急之功。必得一万全无弊之法而后已，全除名利恶习，但求无愧天君，庶几岐黄之道去人不远矣。虽系一时管窥之见，敢以质诸同人，或未尽以余言为迂腐也。

苏州阊门外桐泾桥西首
青霞斋吴学圃刊刻刷印

《吴门治验录》跋

　　晓澜先生，润内舅父也。乾隆乙卯间，初识公于戴紫垣外舅处，见其言谈丰采，迥异恒齐。嗣以淹贯多能，为公卿所重，而于医事尤津津乐道不衰。会家人有小极①，无不指到春回，一时求为原诊者络绎不绝。公以为烦，携两弟子假读西山檀柘寺，两年足不入市。嘉庆己未间，竟以屡困名场，秉铎南下。越数载，润以史官出守西蜀，侧闻公已弃冷官如敝屣，就吴门以济人。十数年来，活人无算。诸及门集其方案成册欲付梓，公犹未敢自信也，仅择其得心应手者百余案，每案复设为问辨，以自明其诚求之心。书虽成，尚未开雕。至道光壬午春，润复以闽守擢雁平监司，见公于吴门寓斋，须眉虽白，而言谈丰采一如在都中时。出斯册示润，虽未能细玩深思，而辨证之明晰，用药之灵妙，令人一目了然，已非近今医书中所有。夫公之文章经术，仅假医以传，似乎不尽公之所长，然得处山水胜地，以活人为务而成其名，公已置

────────────
　　① 极：疑为"疾"。

身神仙中矣。视世之风尘奔走者，相去岂可以道里计耶？读公是书，固知福德未可思议也。

愚甥婿俞恒润谨跋

附一　引文统计表

序号	条	案	内　　容	出处
1	1	1	经所谓阴虚而阳凑之也	《内经》
2	2	2	经云：血脱者益其气	《内经》
3	3	3	《内经》云：二阳之病发心脾，女子不月也	《内经》
4	4	4	经云：思则气结。又云：忧愁思虑则伤心	《内经》
5	5	5	诸气膹郁，皆属于肺	《内经》
6	6	5	《内经》以鸡鸣为阴中之阳，日晡为阳中之阴	《内经》
7	7	6	《内经》所谓，肺热叶焦则生痿躄是也	《内经》
8	8	8	《内经》不治已病治未病之法也	《内经》
9	9	13	诸风掉眩，皆属于肝	《内经》
10	10	16	经云：清气在下则生飧泄	《内经》
11	11	17	经云：冬伤于寒，春必病温	《内经》
12	12	19	《内经》所谓：痛随利减，为积滞也	《内经》
13	13	24	经云：邪之所凑，其正必虚	《内经》
14	14	25	《内经》：治病必求其本	《内经》
15	15	26	经云：火郁则发之，又云：在上者因而越之	《内经》
16	16	26	经云：不治已病治未病，此类是也	《内经》
17	17	27	《内经》所谓，膻中为好乐之官是也	《内经》

续表

序号	条	案	内　　容	出处
18	18	30	经云风者百病之长，善行而数变。故客于脏腑之俞，则为偏风。又云：虚邪偏客于身其入深，营卫稍衰，则真气去，邪气独留，发为偏枯，即是中腑证，名曰风痱	《内经》
19	19	32	经云：病在上者，引之使下。又云：六腑以通为补，即此法也	《内经》
20	20	33	经云：望而知之谓之神，夫人五脏六腑精神皆聚于目，有余即是不足	《内经》
21	21	35	《内经》所谓：气归于肾也	《内经》
22	22	42	经云：肾开窍于耳。又云：阳明之脉环耳前后	《内经》
23	23	43	经云：中气不足则溲为之变	《内经》
24	24	47	经言风寒湿三气杂至，合而成痹	《内经》
25	25	47	内经不又云乎：邪之所凑，其气必虚	《内经》
26	26	54	经云：肝郁则百病丛生。又云：思郁则气结	《内经》
27	27	54	《内经》所谓：二阳之病发心脾。女子不月也，经若不转病	《内经》
28	28	56	经云：二阳之病，发心脾，女子不月，二阳者阳明也	《内经》
29	29	63	经云：治痰先治气	《内经》
30	30	73	《内经》所谓：病在中，旁取之也	《内经》
31	31	75	可见治病必求其本，先问所因。《内经》之旨，不可违也	《内经》
32	32	81	经云，诸湿肿满，皆属于脾。又云，诸胀腹大皆属于热	《内经》
33	33	81	经云：无实实，无虚虚	《内经》
34	34	83	《内经》所论实胀有三，虚胀有二，寒胀有四，热胀有四；五脏六腑各有见证，而无不本于肺脾肾三脏	《内经》

续表

序号	条	案	内　　容	出处
35	35	84	经云：肾主二便	《内经》
36	36	87	经云：三阴结谓之水。治水不崇土，非治也	《内经》
37	37	88	经云：寒伤行，热伤气，气伤痛，形伤肿；故先痛而后肿者，气伤形也；先肿而后痛者，行伤气也	《内经》
38	38	88	经云：面肿为风，脚肿为水，乃风湿所致，两臂则又脾而兼肺矣。至一身不肿，惟面独肿，乃气不顺，风壅所致也	《内经》
39	39	92	经所谓：因于湿，首如裹也	《内经》
40	40	95	腹痛一证，《内经》辨之详矣，叙证十四条，数热着仅一，而《难经》则又有脐上脐下，脐左脐右之分	《内经》
41	41	96	血汗出于《内经》与衄蔑并列	《内经》
42	42	98	经云：寒胜则浮，热甚则肿	《内经》
43	43	99	偶有感冒，亦无不乘虚而入，故《内经》有阳亏阴凑，阴亏阳凑等语	《内经》
44	1	1	薛立斋云，阴虚者未可升阳，不得已必加入和阴之品	薛立斋
45	2	16	薛新甫云：下虚者不可升阳	薛立斋
46	1	1	李士材云：用古方治今病，譬如拆旧屋架新梁，不施斧凿，焉能合式	李士材
47	2	13	士材所云：肾中龙火上升，肝家雷火相助，肝风煽动，故作搐搦，通身之脂液随逆气上出于口。故发则有声，止则吐痰	李士材
48	1	2	丹溪云：实火宜泻，虚火宜补	朱丹溪
49	2	13	丹溪主痰与热，热多者清心，痰多者行吐	朱丹溪

序号	条	案	内 容	出处
50	3	36	丹溪云：去湿而不利小便，非其治也	朱丹溪
51	4	75	丹溪谓其，痰在上火在下，火炎上而动其痰	朱丹溪
52	5	89	丹溪云，实火宜泻，虚火宜补	朱丹溪
53	1	4	十剂云：重以镇怯，是其治也，仿而行之	徐之才
54	1	5	谋虑过则肝火生，忧愁思虑，则心脾两火亦生，河间所谓五志之火是也	刘河间
55	2	13	刘河间以为热甚而风燥，专主清凉	刘河间
56	3	89	河间云，暴病无虚，久病无实	刘河间
57	1	5	缪仲淳云：今人十有九虚，医者百无一补，无怪病之不痊也	缪希雍
58	2	14	吐血初起总以散血为主，缪仲醇三法最佳	缪希雍
59	1	7	东垣云：外感头痛无休，内伤头痛时止时发	李东垣
60	2	43	东垣云：证有与中气相类者，皆亦调气为主	李东垣
61	3	102	东垣云：思虑多，则肝热脑虚，易成渊漏	李东垣
62	1	13	张子和则汗吐下并行	张子和
63	1	31	易云：男女媾精，万物化生，本属自然妙理	《易经》
64	1	34	此即许学士补肾不如补脾之法也	许叔微
65	1	52	藉曰：非然又安见人人皆幸中哉	
66	1	54	胡云：痊趁气血将和之候，即与调经，兼顾奇经	
67	1	68	仲景云：病痰饮者，当以温药和之	张仲景

名医详解其壶事

序号	条	案	内　容	出处
68	2	72	故仲景但用清轻上浮之品，以调其气。分借百合无病，不合之意，以为主药，却于病证相合，肺得清润，则百脉俱能受益	张仲景
69	3	88	仲景有石水、风水之分，肾肝之脉并沉为石水，肾肝之脉并浮为风水	张仲景
70	1	72	张路玉《本经逢源》，极称百合功能，清而不凉，滋而不腻，通二便调百脉，为肺部妙药	张路玉
71	1	83	扁鹊有言：能使之病起，不能使其命全	扁　鹊
72	1	95	腹痛一证，《内经》辨之详矣，叙证十四条，数热着仅一，而《难经》则又有脐上脐下、脐左脐右之分	《难经》
73	1	101	《本经》称麋衔专主风湿痹，历节痛，《素问》同	《本经》

附二　成方统计表

案数	病　名	治　法	医家	方　剂
1	便血	升阳法	李东垣	枳术丸、补中益气汤
2	吐血	甘寒止血法		八汁饮
3	骨蒸痨嗽	宣郁养营	喻嘉言	归脾丸、当归龙荟丸
4	郁健忘呆钝	宁心镇肝，和营化痰开郁		白金丸、归脾汤、礞石滚痰丸
5	肠红气梗	缓调气血（调心脾之本），升降阴阳，育阴纳气，平调阴阳	喻嘉言	
6	四肢麻痹	清肺活络、化毒养阴，养血舒筋，气血两调		健步虎潜丸、八珍汤
7	头痛	益气升阳，健脾利湿	薛立斋	补中益气汤、四物汤、茶调散
8	半产	养营聚精兼顾奇经		
9	痰迷心窍	心脾两调		
10	肝气	养阴熄风，养荣活络，抑阳入阴，育阴潜阳柔以熄风，平肝熄风以安肺金		大活络丹、加减摩风膏、桑麻丸
11	气逆昏厥			蛮煎
12	肝郁	开郁压痰		
13	风痰癫厥	金水两调，熄风祛饮		
14	咳呛	养胃和肝，补土生金		

续表

案数	病名	治法	医家	方剂
15	格阳证	温散		生脉散、健步虎潜丸
16	喘肿	升清降浊，阴阳平补	李东垣	补中益气汤
17	春温	清解，养荣清燥法、以内解之		复脉汤加减、清宁丸
18	春温	清解，和中清热，清胃化湿少佐和营，清肺和阴	薛立斋	补中益气汤
19	五更泄泻	清热利湿，土中疏木，温脾利湿		
20	阴亏阳越	育阴清上，清脾阴虚热佐以镇纳，育阴养胃		八仙长寿丸
21	泻泄肠红	和脾胃、利湿热，升阳和阴		黑归脾丸
22	三阴疟	补中升散		补中益气汤
23	格阳证	温下托汗，泻热消积		附子理阴煎、凉膈散、人参养胃汤
24	祟附如狂	扶正化邪		加减蛮煎、大杀鬼丸、八珍汤
25	时邪虚脱	大补气血		天真大造加减
26	筋惕酸麻	补气和血散风，温散上焦，培补肺气		
27	怔忡健忘	心脾两调，豁痰，清疏咸降		
28	左偏枯	养营活络，养血温经、健脾补气	刘河间	大活络丹、健步虎潜丸、地黄饮子、党参膏
29	半身不遂	养血活络熄风	刘河间	地黄饮子

案数	病　名	治　法	医家	方　剂
30	半偏麻木	养血祛风，镇纳		
31	精滑不禁	阴中求阳，填补精髓		七宝美髯丹
32	耳后肿痛	育阴潜阳佐以通降		
33	血冒	清营保肺，清胃散瘀，平肝和胃，和胃生津、清金益气		八汁饮、八仙长寿丸、
34	心肾不交	既济法，建中养肝、清营滋胃	许叔微	归脾汤、建中汤、既济丹
35	营虚火郁	宣脾清胃，养营开郁，宁心和胃，养水涵木、培土化痰		蛮煎、桑麻丸
36	五更泄泻	健脾利湿	薛立斋	补中益气汤
37	休息痢	温调脾肾		五苓散、胃关煎、生脉散
38	郁怒腹胀	平肝疏气，养胃安胎		
39	目红珠痛	温里血脉，扶正散风活血，养肝和血		
40	水轮见星	温补兼散		磁石六味丸
41	目红酸痛	温养肝肾，扶正养营，脾肾双调		
42	耳疮	固表疏散，育阴潜阳		六味地黄丸
43	卒然厥中	和胃清疏，补中和胃	李东垣	防眩汤
44	手足痹痛	补气血、祛风湿		蠲痹汤
45	周身痹痛	养荣活络祛湿，和阴利湿、佐以疏肝		
46	四肢痹痛	健脾利湿、少佐气分之品，脾肾双调		健步虎潜丸

续表

案数	病　名	治　法	医家	方　剂
47	周身痛痹	和肝胃、交心肾		
48	咽痛声嗄	清疏，金水两调，清胃宽中		固本二陈汤、六味地黄丸、八仙长寿丸
49	寒热鼻衄	清解，滋阴降火，清营化热		磁石六味丸
50	干呛头眩	金水两调，清滋端本，引火下行		
51	湿温	清解和阴，清燥和中，		
52	肝胃气胀	养阴疏气和肝		
53	肝气胀痛	养血调气和肝胃，阴阳双补、气血平调		
54	痛厥呕吐	疏气镇逆，宣瘀通腑，缓调气血		
55	内热蒸炽，月经不调，赤白带下	疏气和血，调经解郁，养营清脾，养营滋阴		加味逍遥散
56	经前脘腹痛	温肾调经，养血兼理脾胃，养血疏肝		
57	脘痛头眩	养阴柔肝和肝胃，育阴潜阳	朱丹溪	
58	脘痛	肝胃两和，土中抑木	李东垣	
59	血虚头痛	养血熄风		
60	头痛脘痛	育阴回阳，填补真阴以通阳道		
61	头痛目昏	清降为先、继以温滋，降浊升清		

案数	病　名	治　法	医家	方　剂
62	巅顶头痛	益气祛风，健脾利湿，养阴和胃		人参固本汤、六味地黄丸、六君子丸
63	痰郁神昏	顺气导痰		加味服蛮煎
64	眩晕跌仆	养阴利湿，养营和胃，育阴潜阳		归脾汤、磁朱丸
65	目肿努突	育阴潜阳，养血疏气扶脾胃		
66	积饮呕吐	清降咸降，温通，清养肺胃，培土抑木	张仲景	左金丸、自制清宁丸、枳术丸
67	伏饮	宣郁扶脾	张仲景	
68	痰饮	顺气健脾化痰	张仲景	加味异功散
69	腰胀	通调气分		乌龙丸、二仙膏
70	咳呛气急	建中佐培阴益阳，纳气归原		
71	胸腹痞胀	脾肾双补，温中利水，清调肺胃		
72	百合证	清轻调气，补土生金	张仲景	
73	吐血心悸泄泻	培土抑木，调金土以制木，柔以熄风佐咸降之法	李东垣	
74	头眩恶心	和胃清心，气血平调少佐安神，脾肾两调，阴阳平调、养心交肾		
75	头眩足冷	育阴潜阳，补中敛气	朱丹溪	防眩汤、固本二陈汤
76	左臂痛麻	养血舒筋、健脾去湿		
77	漏风	益气宣痹		

名医详解吴壶车

案数	病　　名	治　　法	医家	方　　剂
78	努伤	疏筋养血		
79	风痰	调其金水、柔以熄风，养血舒筋		健步虎潜丸
80	哮喘	肺胃两调		噙化丸
81	腹膨	温脾利湿	李东垣	六君子丸、资生丸
82	鼓胀	益气疏肝	缪希雍	分六厘散、橘半枳术丸、资生丸、济生肾气丸、脾肾双补丸
83	鼓胀	缓调气血稍佐宣疏		枳术丸、橘半枳术丸
84	溺血	固肾和阴，升阳和阴	薛立斋	
85	肝风	养阴咸降，压痰柔肝，疏气降痰养肝		
86	肢节肿痛	健脾利湿、养血熄风		
87	跗肿过膝	培土治水	朱丹溪 张仲景	
88	水肿	清金降气	朱丹溪	通关丸、济生肾气丸
89	牙宣	温补肝肾、引火归原	朱丹溪	
90	肝风	金土两调		
91	囊痈	养阴消浊，补而兼通	朱丹溪	当归龙荟丸
92	当脐胀痛	养荣清燥，清气降浊		
93	少腹痛呃逆	温调降逆，温中调阴、少佐扶正，清补带润		归脾汤
94	脘腹痛	温疏和，养血疏气兼顾脾阴		左归丸

续表

案数	病　名	治　法	医家	方　剂
95	当脐胀痛	温通		
96	血汗	清肝肾之虚热		
97	脚气腹胀肿喘		朱丹溪 张仲景	通关丸、济生肾气丸、枳术丸
98	浮肿气促	温调肝胃，培补正气、佐以利湿		六味地黄丸
99	时证坏病	救阴润下		复脉汤
100	肝郁经闭	培土抑木	李东垣	万愈中和丸
101	足肿	扶正利湿消肿		
102	晨泻鼻渊	益气固表		玉屏风散

附三　温补方剂统计表

方剂名称	次数	方剂名称	次数
二仙膏	1	地黄饮子	2
七宝美髯丹	1	防眩汤	1
八仙长寿丸	3	补中益气汤	6
八珍汤	2	附子理阴煎	1
人参固本汤	1	固本二陈汤	2
人参养胃汤	1	枳术丸	3
大活络丹	2	胃关煎	1
万愈中和饮	1	复脉汤	2
天真大造散	1	济生肾气丸	3
乌龙丸	1	既济丹	1
六君子丸	2	健步虎潜丸	5
六味地黄丸	4	资生丸	2
玉屏风散	1	通关丸	1
左归丸	1	黑归脾丸	1
归脾汤	4	脾肾双补丸	1
四物汤	1	磁石六味丸	2
生脉散	1	橘半枳术丸	2
加味异功散	1	蠲痹汤	1
加味逍遥散	1		

共计：方剂 37 首，使用 67 次。

附四　病证索引

三　画

22. 三阴疟 ……………… 45

50. 干呛头眩 …………… 90

四　画

36. 五更泄泻 …………… 70

19. 五更泄泻 …………… 39

89. 牙宣 ………………… 158

93. 少腹痛呃速 ………… 163

55. 内热蒸炽，月经不调，
赤白带下 …………… 102

11. 气逆昏厥 …………… 26

44. 手足痹痛 …………… 82

79. 风痰 ………………… 139

13. 风痰癫厥 …………… 28

34. 心肾不交 …………… 65

40. 水轮见星 …………… 74

88. 水肿 ………………… 156

五　画

28. 左偏枯 ……………… 56

76. 左臂痛麻 …………… 137

39. 目红珠痛 …………… 73

41. 目红酸痛 …………… 75

65. 目肿努突 …………… 118

6. 四肢麻痹 …………… 18

46. 四肢痹痛 …………… 83

8. 半产 ………………… 21

29. 半身不遂 …………… 58

30. 半偏麻木 …………… 59

75. 头眩足冷 …………… 135

74. 头眩恶心 …………… 133

7. 头痛 ………………… 20

61. 头痛目昏 …………… 111

60. 头痛脘痛 …………… 110

六　画

32. 耳后肿痛 …………… 62

42. 耳疮 ………………… 78

72. 百合证 ……………… 129

95. 当脐胀痛 …………… 165

2. 吐血 ………………… 8

73. 吐血心悸泄泻 ……… 131

37. 休息痢 ……………… 71

67. 伏饮 ………………… 121

96. 血汗 ………………… 166

吴门治验录

名医译解吴壶卑

33. 血冒 ·············· 63
59. 血虚头痛 ·········· 110
20. 阴亏阳越 ·········· 42

七 画

25. 时邪虚脱 ·········· 50
99. 时证坏病 ·········· 170
101. 足肿 ·············· 176
10. 肝气 ·············· 24
53. 肝气胀痛 ·········· 96
90. 肝风 ·············· 159
85. 肝风 ·············· 152
12. 肝郁 ·············· 27
100. 肝郁经闭 ·········· 173
52. 肝胃气胀 ·········· 93
5. 肠红气梗 ·········· 13
78. 努伤 ·············· 139

八 画

38. 郁怒腹胀 ·········· 72
4. 郁健忘呆钝 ········ 10
86. 肢节肿痛 ·········· 154
47. 周身痛痹 ·········· 85
45. 周身痹痛 ·········· 82
43. 卒然厥中 ·········· 80
27. 怔忡健忘 ·········· 53
21. 泄泻肠红 ·········· 43
56. 经前脘腹痛 ········ 105

九 画

18. 春温 ·············· 37
17. 春温 ·············· 35
48. 咽痛声嘎 ·········· 86
14. 咳呛 ·············· 31
70. 咳呛气急 ·········· 125
3. 骨蒸劳嗽 ·········· 9
1. 便血 ··············· 6

十 画

23. 格阳证 ············· 46
15. 格阳证 ············· 32
64. 眩晕跌仆 ·········· 115
80. 哮喘 ·············· 141
66. 积饮呕吐 ·········· 119
71. 胸腹痞胀 ·········· 127
98. 浮肿气促 ·········· 168
24. 祟附如狂 ·········· 48

十一画

35. 营虚火郁 ·········· 67
102. 晨泻鼻渊 ·········· 177
97. 脚气腹胀肿喘 ····· 167
58. 脘痛 ·············· 108
57. 脘痛头眩 ·········· 107
94. 脘腹痛 ············ 164

十二画

87. 跗肿过膝 ·········· 155

16. 喘肿 ·················· 33

26. 筋惕酸麻 ············· 51

54. 痛厥呕吐 ············· 99

51. 湿温 ················· 92

49. 寒热鼻衄 ············· 88

十三画

83. 鼓胀 ················ 147

82. 鼓胀 ················ 144

69. 腰胀 ················ 124

92. 腹痛 ················ 162

81. 腹膨 ················ 142

68. 痰饮 ················ 122

63. 痰郁神昏 ············· 114

9. 痰迷心窍 ·············· 23

84. 溺血 ················ 151

十四画

31. 精滑不禁 ············· 61

77. 漏风 ················ 138

十九画

62. 巅顶头痛 ············· 112

二十二画

91. 囊痈 ················ 160